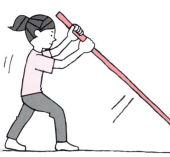

# 運動学で
## 心が折れる前に
## 読む本

松房 利憲
長野保健医療大学作業療法学・専攻長

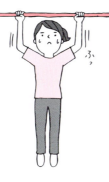

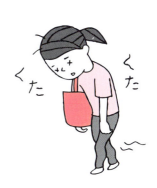

医学書院

【著者紹介】　　　　松房　利憲（まつふさ・としのり）

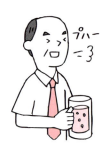

1950年香川県高松市生まれ。
東京農工大学工学部卒業後，東京都立府中リハビリテーション学院作業療法学科に進む。作業療法士として，伊豆逓信病院，東京都立府中リハビリテーション専門学校（教員），東京都立大塚病院に勤務。1年弱のフリーター期間（在宅訪問などに従事）を経て，群馬大学医療技術短期大学に講師として勤務。その間に東洋英和女学院大学大学院修士課程修了。群馬大学医学部保健学科助教授，長野医療技術専門学校作業療法学科長を務める。
2017年より長野保健医療大学作業療法学専攻長・教授。
専門は作業療法学。運動学に関しては，30年以上の教育経験を有する。

運動学で心が折れる前に読む本
発　行　2017年4月1日　第1版第1刷Ⓒ
著　者　松房利憲
発行者　株式会社　医学書院
　　　　代表取締役　金原　優
　　　　〒113-8719　東京都文京区本郷1-28-23
　　　　電話　03-3817-5600（社内案内）
印刷・製本　三美印刷

本書の複製権・翻訳権・上映権・譲渡権・貸与権・公衆送信権（送信可能化権を含む）は株式会社医学書院が保有します。

ISBN978-4-260-02863-9

本書を無断で複製する行為（複写，スキャン，デジタルデータ化など）は，「私的使用のための複製」など著作権法上の限られた例外を除き禁じられています．大学，病院，診療所，企業などにおいて，業務上使用する目的（診療，研究活動を含む）で上記の行為を行うことは，その使用範囲が内部的であっても，私的使用には該当せず，違法です．また私的使用に該当する場合であっても，代行業者等の第三者に依頼して上記の行為を行うことは違法となります．

JCOPY　〈出版者著作権管理機構　委託出版物〉
本書の無断複製は著作権法上での例外を除き禁じられています．複製される場合は，そのつど事前に，出版者著作権管理機構（電話 03-3513-6969，FAX 03-3513-6979，info@jcopy.or.jp）の許諾を得てください．

# 序

## ある日，病院にて―

### 桃太さんの体験

　"ゴツン""痛いっ！"
　いったい何が起こったのでしょうか？
　ここは病院のベッドサイド。セラピストの桃太さんは，頸髄損傷の椿（つばき）さんに，肩関節の可動域訓練を行っていました。桃太さんの右手で椿さんの前腕を，桃太さんの左手で上腕を持って，上肢を動かしている途中に，うっかり右手を離してしまったのです。健康な人であれば，前腕を挙上位で保持できます。では，前腕を挙上位に保つのは何筋でしょうか？　上腕三頭筋です。しかしながら椿さんには上腕三頭筋の筋力がまったくないので，挙上位を保持できません。前腕は重力によって落下し，手が椿さんの顔にぶつかってしまったのでした。
　筋の作用と運動学がわかっていれば当然予測できることで，十分に注意しなければならないのに……。

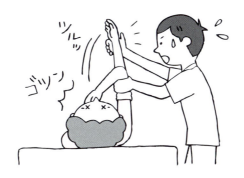

## 小梅さんの体験

「杉夫さん，立ちますよ（よいしょっと）」。

杉夫さんは片麻痺。小梅さんは小柄で，杉夫さんは大柄。小梅さんは最近，腰痛に悩まされています。小梅さんは思いました。

「どうすれば，もっと楽に立ち上がりを介助できるのかしら。てこの原理とかを使えばよさそうなんだけど，よくわからないままきちゃったし……。もっと運動学を勉強しておけばよかったなぁ（イテテ）」。

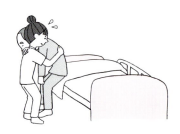

## 楓（かえで）さんの体験

「楓さーん，ちょっと桜子さんのナースコールをみてくれない？桜子さん，指の力が弱くてナースコールのボタンがちゃんと押せないのよ」。看護師から声がかかりました。

桜子さんをみると，指の可動域は問題ないのですが，筋力が弱く，ナースコールのボタンをしっかりと押す力はありません。

「そうだ！運動学で習った"第2のてこ"を使ってみよう」。

楓さんは，少ない力でボタンを下まで押せる自助具（動作をしやすくする工夫をした道具）を作りました。これで桜子さんも看護師もひと安心。

「ありがとうございます。これで安心して横になれます」。

楓さんは「てこのしくみを知っていてよかったな」と思いました。

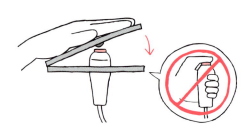

# 序

　私たちは，重力に支配される世界で生活しています。重力に逆らう筋力がなければ，自力で座ることもできません。また，物を操作するのに必要な筋力がなければ，人の手を借りなければなりません。自助具を作る際にも，その動作に効果的に働く筋はどれなのか，知らなければなりません。関節可動域訓練を行う際にも，関節の形状を正確に理解していなければ，とんでもない方向に動かして，関節や筋を痛めてしまう恐れだってあるのです。

　運動学をマスターすることによって，対象者の動作や生活を改善につなげることができます。

　本書は，学生から頻繁に聞かれる「よくわからない」部分を中心に，やさしく，嫌にならないよう，またできるだけ数式は使わないよう，心がけて執筆しました。

　臨床実習で，あるいは社会人として臨床に出た際に，「もっと運動学を勉強しておけばよかった」と後悔しないですむように，基礎を固めてほしいと思います。基礎があれば，あとは応用するだけなのですから。

　本書を通して「運動学って，なんか苦手」という意識は変えられると確信しています。

　最後に，原案の構想段階から年単位でお付き合いいただいた編集部の金井真由子氏，そして制作部の成廣美里氏には並々ならぬ力添えをいただきました。この場を借りて感謝申し上げます。

2017 年 2 月

松房利憲

# 目次

序　ある日，病院にて─　iii

## 1　運動のしくみ ───── 1

1. 筋の構造と収縮　2
2. 運動の司令塔：脳　9
3. 運動の大きさ　14
4. 運動軸　18
5. 運動自由度　23
6. 運動方向　27
7. 関節の構造と種類　37

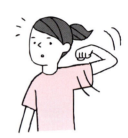

## 2　力学のキホン ───── 47

1. ベクトル　48
2. ベクトルを体に応用してみよう　56
3. 力のつりあい　59
4. モーメント　63
5. てこ　69

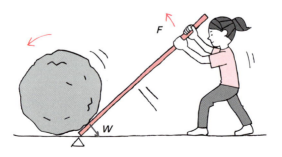

6. 変位と速度と加速度　77
7. 仕事量と仕事率　94
8. 運動の法則　98
9. エネルギー　103
10. 質量と重量と重心　109
11. 床反力と歩行　114

解答と解説　121
参考文献　133
索引　134

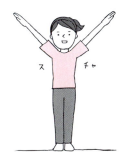

イラスト：株式会社ツグミ

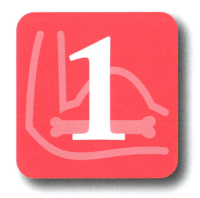

# 運動のしくみ

#  筋の構造と収縮

 体が動くということは？

**学生** 先生，そもそも運動するとき，体の中では何が起こっているのでしょうか？

**先生** まず，関節が動いているね。

**学生** 関節だけですか？

**先生** そんなことはない。運動にかかわる器官を<u>運動器</u>というんだが，運動器にはまず<u>骨</u>がある。骨と骨の間には<u>関節</u>があって，これによって曲げたり伸ばしたりという動きが生じる。では，動くには，何が必要かな？

**学生** 筋肉！

**先生** そうだ。骨を引っ張る<u>筋</u>が必要だ。1番シンプルなのは2つの骨をつなぐ関節にまたがる筋だ。身体の中心に近いほうの骨に付いている部分を筋の<u>起始部</u>，遠いほうの骨に付いている部分を<u>停止部</u>という。起始部と停止部との距離，つまり筋の長さが変わることによって動きがでる。

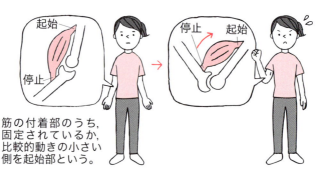

筋の付着部のうち，固定されているか，比較的動きの小さい側を起始部という。

## 筋はどうやって収縮するのか？

**学生** 筋ってゴムみたいに伸びたり縮んだりするんじゃないんですか？

**先生** 筋は筋線維という紐の集まりだ。紐が集まって束になる。その束の集まりが筋になるんだ。

**学生** そうめんみたいな感じですか？

**先生** お，いいね。そんな感じだ。そうめん1本＝筋線維が，筋原線維という糸の束で，筋原線維は筋フィラメントというさらに細い糸の束からできているんだ。

**学生** すると筋の構造はこんな感じですか？

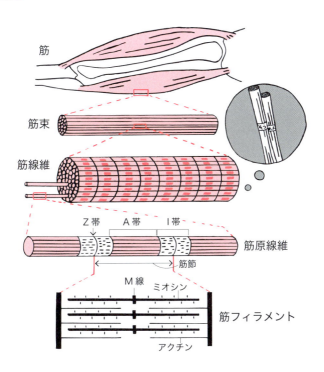

**先生** そうだね。筋フィラメントは太さの違う2種類のフィラメントからできていてね，太いフィラメントと細いフィラメントが交互に並んでいるんだ。

**学生** そうめんとうどんが混ざっている感じですかね。

**先生** やけに麺類にこだわるねぇ……まぁそうだね。フィラメント自体の長さは変化しないけど，細いフィラメントが太いフィラメントの間に滑り込む(滑走)ことで，筋全体が短くなる。これをフィラメント滑走説というんだけど，このしくみが筋収縮なんだ。

**学生** バラバラの麺をとんとんってそろえた感じでしょうか。

**先生** うーん，イメージとしては間違ってないかな。でも，筋の収縮は短くなるだけではないんだ。

**学生** えっ？

##  短くならないけど収縮？

**先生** 筋の収縮というのはね，別に短くならなくてもいいんだ。張力が発生すればいいんだよ。

**学生** 張力？

**先生** 筋が，リラックスしているときよりも硬くなればいい。ジョッキでビールを飲むときを考えてごらん。ビールを飲んだあと，ジョッキを置くとき，手をゆっくり下ろすだろう？

**学生** そうですね，ビールがこぼれるともったいないのでゆっくり下ろします。

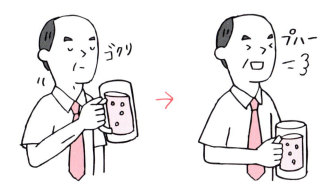

**先生** そのとき力はどこに入れている？
**学生** あっ，腕を持ち上げるのと同じ筋だ。
**先生** そう，でも腕は伸びているよね。腕は伸びているけど，力を入れているのは腕を曲げるときの筋だよね。
**学生** 腕を曲げる筋が収縮しているのに，長くなっているわけですね。
**先生** 腕を空中に止めているときはどうだい？
**学生** 肩の筋に力が入りますけど，関節の動きがないということは，筋の長さが変わらないということですね。
**先生** そうだ。これが，筋の長さの変化で分類する筋収縮のとらえ方だ。筋が短くなる収縮を求心性収縮 (concentric contraction) という。筋の起始部と停止部が近づくような収縮だ。筋が長くなっているのに収縮しているのを遠心性収縮 (eccentric contraction) という。eccentric というのは「普通じゃない」という意味だ。普通，筋収縮というのは筋が短くなるイメージがあるだろう。そうじゃないから eccentric さ。筋が短くも長くもならない，つまり長さが変わらない収縮を静止性収縮 (static contraction) という。

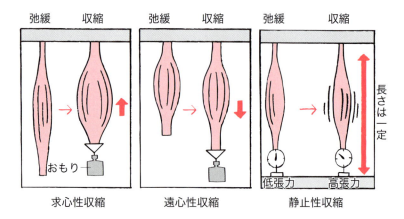

| 求心性収縮 | 遠心性収縮 | 静止性収縮 |

##  筋収縮の分類

**学生** いろんな収縮があるんですね。ほかにも違う分類方法があるんですか？

**先生** 運動療法などで使われる分類方法で，便宜的に等しいものに焦点を当てた分け方がある。筋の長さが変化しない収縮を<u>等尺性収縮</u>（isometric contraction）という。これは静止性収縮と同じだ。iso というのは「等しい」という意味で，met というのは「長さ」に関係した言葉だよ。

**学生** 「長さが変わらない」という意味の言葉ですね。

**先生** そう。で，<u>張力が等しいと考える収縮</u>を<u>等張性収縮</u>（isotonic contraction）という。「tone（張力）が等しい」という意味だ。これは筋の長さが短くなっても長くなっても張力が変わらなければいい。

**学生** では，等張性収縮には求心性収縮も遠心性収縮も入るということでしょうか？

**先生** そのとおり。ほかに時間で分ける分類もある。すばやい収縮を<u>相動性収縮</u>（phasic contraction），長い時間収縮しているのを<u>持続性収縮</u>あるいは<u>緊張性収縮</u>（tonic contraction）という場合もある。運動学でよく使われるのは，筋の長さの

変化による分類だ。

**学生** 最初に出た，求心性収縮，遠心性収縮，静止性収縮ですね。

|  | 短くなる | 長くなる | 変わらない |
|---|---|---|---|
| 筋の長さによる分類 | 求心性収縮 | 遠心性収縮 | 静止性収縮<br>等尺性収縮 |
| 筋の張力 |  |  | 等張性収縮 |
| 収縮時間による分類 | 相動性収縮 | 相動性収縮 | 持続性収縮<br>緊張性収縮 |

## 本日のおさらい

☐ 筋の ☐ 部と ☐ 部との距離が変わることにより，関節の動きがでる。

☐ 筋は ☐ の束，筋線維は ☐ の束，筋原線維は ☐ からできている。

☐ 筋フィラメントは2種類のフィラメントからできていて，細いフィラメントが太いフィラメントの間に滑り込むことで筋の長さが短くなる。これを ☐ という。

☐ 筋の収縮は，長さの変化ではなく， ☐ をいう。

☐ 筋が短くなる収縮を， ☐ 性収縮という。

☐ 筋が長くなっているのに収縮しているのを， ☐ 性収縮という。

☐ 筋の長さが変わらない収縮を ☐ 性収縮，あるいは ☐ 性収縮という。

☐ 張力が等しい収縮を ☐ 性収縮といい， ☐ 性収縮と ☐ 性収縮が含まれる。

☐ すばやい収縮は ☐ 性収縮，長い時間収縮しているのを ☐ 性収縮あるいは ☐ 性収縮という。

## 復習問題

1. 以下の組み合わせのうち，遠心性収縮しているのはどれか？
   ① 腕立て伏せで肘伸展 ―――― 大胸筋
   ② 懸垂で肘屈曲 ―――――――― 上腕二頭筋
   ③ 椅子からの立ち上がり ―――― 大殿筋
   ④ 階段上り ―――――――――― 大腿四頭筋
   ⑤ しゃがみ込み ―――――――― ヒラメ筋

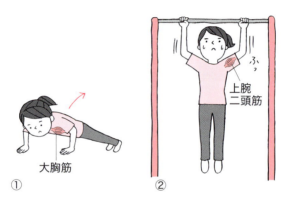

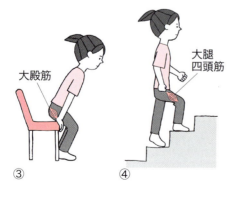

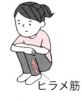

# 運動の司令塔：脳

## 脳と効果器

**先生** 筋の張力を調節するためには，運動をコントロールする中枢神経系と，筋の張力などの情報を中枢に伝える末梢神経系が重要になってくる。

**学生** 中枢神経系と末梢神経系？　早口言葉みたいですね。

**先生** 脳と脊髄をあわせて中枢神経系という。脳は大脳皮質，大脳基底核，間脳，小脳，脳幹から構成される。脳からの指令は脊髄の中で，目的の筋に伝達する運動神経にバトンタッチされる。また関節・筋・皮膚などから入ってくる感覚神経も脊髄の中でバトンタッチされる。運動神経や感覚神経は，中枢神経に対して末梢神経といわれるんだ。ここらへんは解剖学や生理学でも勉強してね。

**学生** はい，がんばってみます。

**先生** さて，話を元に戻そう。どこかの関節が動くとき，中枢神経系から指令が出る。その指令が遠心性の末梢神経＝運動神経，これをα運動ニューロンというんだけど，そのα運動ニューロンを伝わって効果器に届くんだ。

**学生** 効果器というのは？

**先生** 中枢神経からの指令を実行する実行部隊だな。この場合は骨・関節・筋をあわせて効果器と考えればいい。

**学生** つまり，中枢神経からの指令が脊髄からα運動ニューロンを伝わって筋に届き，筋が骨を引っ張って関節運動が起こるということですか？

**先生** そのとおりだ。

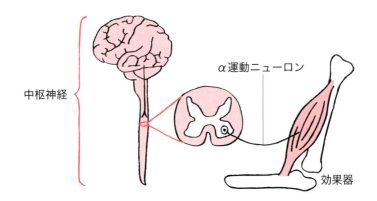

 考えなくても随意運動

**学生** 先生，今朝顔を洗っていて気づいたのですが，いちいち「両手をそろえて」「顔にあてて」とか考えないでやってますよね。生理学の授業で，意思通りに動く運動を随意運動って習ったんですけど，これも随意運動なんですか？

**先生** そうだよ。目的どおりに動く運動が随意運動だ。でも最初からうまくできるわけではないんだ。小さい頃のことを思い出してごらん。

**学生** うーん。先生ほどではないとはいえ，かなり昔なのでねえ。

**先生** 赤ちゃんは，中枢神経系があまり発達していないので，細かい運動ができないんだ。はじめは物をたたくぐらいかな。次第につかむことができるようになって，つまむことができるようになって，だんだん細かい運動ができるようになる。細かい動きは，繰り返すことによってさらにうまくできるようになる。お箸の使い方とか，靴ひもの結び方とか，君にも覚えがあるだろう？

**学生** はい，靴ひもはいまだに苦手です……。でも先生，うまくできないときには，かなり意識したような気がしますけど，今

は意識していません。ていうか，いちいち意識していたら疲れちゃいますよ。

**先生** そうだね。自転車も，最初はうまく乗れないけど，一度乗れるようになったらしばらく乗ってなくても乗れるよね。これは意識下のオートマチックな運動になるからなんだ。階段を駆け下りるとき，意識した途端に動きがぎこちなくなったりしたことはないかい？

**学生** あります。ヒールの高い靴をはいたときは怖かったなー。

**先生** 麻痺や筋力低下のある人はさらに大変になるんだよ。

**学生** そうですよね…。自分の意図したように効果器が動いてくれないって想像すると，本当に大変ですね。

##  随意運動が起こるまで

**学生** ところで，随意運動はどのようにして起こるのですか？

**先生** 随意運動には，まず欲求あるいは意思が必要だ。それに従って運動や動作が計画され，それを実行する。

**学生** つまり「運動を起こす」ってことですね。

**先生** そうだ。運動には中枢神経系全体が協調している。大脳皮質って中枢神経系の説明のときに出てきただろう？

**学生** はい。

**先生** 大脳皮質は前頭葉，頭頂葉，後頭葉，側頭葉の4つに分かれている。運動を司っているのは前頭葉だ。簡単にいえば，脳のいろいろな場所からの情報が統合されて目的とする運動が計画され，運動プログラムがつくられる。例えば筋の選択や筋力の強さ，筋収縮のタイミングなんかだ。その運動プログラムが前頭葉の運動野に送られ，そこから最終的な運動指令が脊髄に伝達される。

**学生** その運動指令が，目的の筋のある脊髄の高さで末梢神経に乗り換えて，目的の筋までたどり着き，目的の筋が収縮することになるんですね。

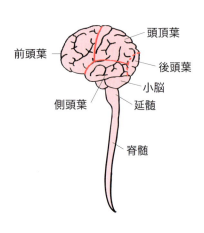

## 本日のおさらい

- □ 筋の動きには，□□□神経系と□□□神経系が関係する。
- □ 運動性の末梢神経を，□□□という。
- □ 中枢神経からの指令を実行する骨・関節・筋をあわせて□□□という。
- □ 中枢神経からの指令が脊髄から□□□を伝わって筋に届き，筋が骨を引っ張って関節運動が起こる。
- □ 自分の意思（目的）どおりに動く運動を□□□という。

## 復習問題

随意運動の説明で正しいのは次のどれか？
① 運動プログラムとは，活動する筋群名をいう。
② 随意運動では，まず意思の発動がある。
③ 体性感覚は，運動プログラムに関与しない。
④ 姿勢保持に，運動プログラムは関与しない。

# 3 運動の大きさ

## おとしちゃいけない運動単位

**学生** 先生，お荷物お持ちしましょう。

**先生** お，ありがとう。

**学生** うっ，意外に重い。先生，重い物を持つときと軽い物を持つときとで，力の入れ方が違いますよね。これってどうやって調節しているんですか？

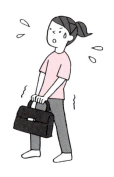

**先生** それを理解するには，運動単位について知らなければならないな。

**学生** 運動単位。私，運動学の単位がヤバいんですけど（泣）。

**先生** かなりヤバいねぇ。だから今こうやって教えてるんじゃないか。って，その単位じゃなくて，運動単位は，筋の収縮にかかわる1番小さなまとまりのことだ。最小の筋収縮を起こすには，運動神経細胞が何個いると思う？

**学生** 最小というからには1個ですか？

**先生** そう，1個の脊髄前角細胞でいい。脊髄前角細胞というのは，α運動ニューロンのことだ。1個の脊髄前角細胞（α運動ニューロン）とそれが支配する筋線維群を1つの単位として運動単位というんだ。1つの筋は多くの運動単位からできている。仮に運動単位がみんな同じ大きさの筋力を出すとしたらどうなるかな？

**学生** 多くの運動単位が働けば，それだけ大きな力が出せます。

**先生** そうだね。大きな力が必要なときには多くの運動単位が，小さな力ですむときには少しの運動単位が働けばいい。

**学生** 運動単位の数で力の大きさを調整しているんですね。

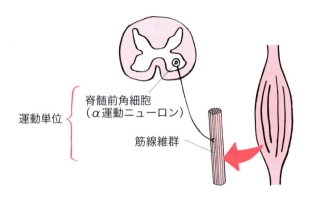

 ## 豪快さと繊細さの神経支配比

**先生** ところで，脊髄前角細胞はみんな同じ数の筋線維を支配しているわけではないんだ。例えば手の指なんかは細かい動きができる。それに対して膝なんかは細かい動きはできないよね。

**学生** そうですね。単純に強い力が必要なところと，細かい動きを必要とするところがありますね。

**先生** 強い力を出すには1個の脊髄前角細胞が多くの筋線維を支配していたほうがよさそうだよね。それに対して細かい動きをするには？

**学生** 1個の脊髄前角細胞が少しの筋線維を支配して，微調整ができたほうがいいですね。

**先生** ということで，筋によって1個の脊髄前角細胞が支配する筋線維の数が異なるんだ。この<u>1個の脊髄前角細胞が何本の筋線維を支配するか</u>を**神経支配比**という。

**学生** 神経支配比の小さいほうが繊細な運動ができるということですね。そして，細かさは必要なくて大きな力さえ出せればいいような筋の神経支配比は大きい。

**先生** そのとおりだ。

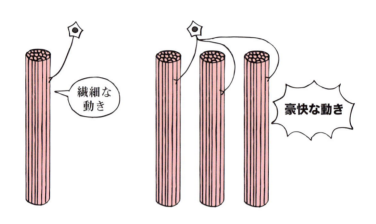

## 本日のおさらい

□ 最小の筋収縮を起こすまとまりを，□□□□という。

□ 運動単位は，1個の□□□□細胞（□□□□ニューロン）とそれが支配する筋線維群をいう。

□ 働く□□□□の数によって，筋力の大きさが決まる。

□ 1個の□□□□細胞（□□□□ニューロン）が何本の筋線維を支配するかを，□□□□という。

□ □□□□の大きな筋は粗大運動，□□□□の小さな筋は繊細な運動に向いている。

## 復習問題

1. 運動単位を構成する要素に入らないものはどれか？
   ① 脊髄前角細胞
   ② α運動ニューロン
   ③ 筋線維
   ④ 筋紡錘

2. 運動単位の説明として，正しいものはどれか？
   ① 1本の筋線維は，複数のα運動ニューロンにより支配されている。
   ② 1本の筋線維とそれを支配するニューロンを，運動単位という。
   ③ 1本の筋線維を支配するニューロンの数を，神経支配比という。
   ④ 精密な働きをする筋の神経支配比は小さい。

# 4 運動軸

 3次元ってなに？

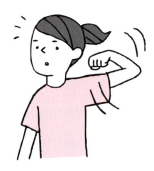

**学生** あー，肩が凝った。お！ 肩を回していて思ったんですが，肩関節の動きってすごいですねえ。膝はこんなふうには回せないですもんね。

**先生** そうだね。肩関節が動く方向は3次元だからね。

**学生** 3次元？

**先生** まず，私たちが存在しているこの空間は3次元だ。1次元というのは1本の線の世界だと思えばいい。2次元というのは，2本の直交する線でできる世界，つまり平面だ。2次元の平面を横切るボールはどうなると思う？

**学生** ボールが大きな紙を突き破っちゃうような感じですか？

**先生** イメージとしてはそうだね。まず平面に点が現れ，その点がだんだん大きくなり，ボールと同じ大きさになって，その後は小さくなっていき，やがて点になり，元の平面になる。つまり2次元には，ボールの断面しか現れない。

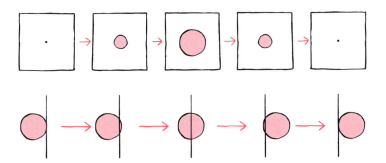

**学生** なるほど。では，3次元というのは？

**先生** 3次元は3本の線，x軸，y軸，z軸がそれぞれ直交する線でできる世界だ。立体，つまり空間ということになる。

**学生** そういえば中学の数学で習ったような気がします。x軸とy軸が平面，それにz軸が加わると立体でした。

**先生** さらに4次元の世界となると，これに時間軸が加わる。ドラえもんのタイムマシンの世界だね。さて，ここでは3次元に話を戻すよ。3本の線がつくる世界っていうのはどういうことかな？

**学生** たしかx軸とy軸でつくられる平面，x軸とz軸でつくられる平面，y軸とz軸でつくられる平面，この3つの平面がそれぞれ直角で接しているはずです。例えば立方体の隣り合う3つの面です。

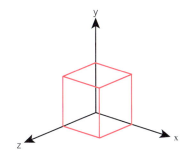

## 人体を区切る3つの面

**先生** 運動学では，直立位の人間にこの3つの面をあてはめているんだ。まず体を左右に分ける面だ。y軸とz軸でつくられるこの面を上から見ると，自分に向かって放たれた矢が飛んでくる方向になる。そこから矢状面と名付けられている。身体を左右に等分する面を基本矢状面という。

**学生** 身体の前後方向を通る面ですね。

**先生** そう，次は身体を前と後ろに分ける面。x軸とy軸でつくられる平面で，額の前に立ちはだかる面なので，前額面と呼ばれる。身体を前後に等分する面を基本前額面という。

**学生** 上から見ると身体を真横に通る面ですね。

**先生** 3つ目は身体を上下に分ける面，x軸とz軸でつくられる水平な面だから水平面。身体を上下に等分する面を基本水平面という。

**学生** いわゆる横断面ですね。

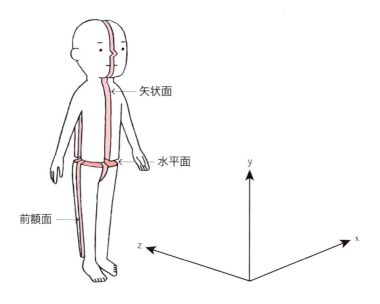

## 体を動かす3つの運動軸

**先生** 関節運動は，関節を支点として，骨が弧を描く運動になる。弧を描くためには回転軸が必要だ。1つの平面上に弧を描くためには，軸はどうなっていればいいかな？ ヒントはコマだ。

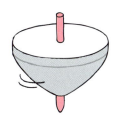

**学生** コマを回すには…，軸は，平面に対して垂直に立てる。

**先生** そのとおり。面は3つあるから，それぞれの面に垂直な軸を考えてみよう。矢状面に対する軸の方向は？

**学生** 真横，面でいえば前額面に沿って水平方向ですか？

**先生** そう，だから水平前額軸という。では，前額面に対しては？

**学生** 矢状面に沿った水平方向。

**先生** だから水平矢状軸という。水平面に対しては？

**学生** 垂直ですね。

**先生** うん，だからそのまま垂直軸という。すべての関節の動きは，この3つの運動軸に基づいているんだ。その方向についてはまた別の機会に説明しよう（p.27 参照）。

## 本日のおさらい

- □ 体を左右に分ける面を[　　　]といい，左右に等分する面を[　　　]という。
- □ 体を前後に分ける面を[　　　]といい，前後に等分する面を[　　　]という。
- □ 体を上下に分ける面を[　　　]といい，上下に等分する面を[　　　]という。

## 復習問題

以下の平面に垂直に対応する運動軸を書いてみよう。
① 矢状面———（　　　　　　　　）
② 前額面———（　　　　　　　　）
③ 水平面———（　　　　　　　　）

# 運動自由度

  関節の動きは運動自由度によって決まる

**学生** そもそも運動自由度って何ですか？

**先生** 関節が，いくつの平面を使って動けるかだと思えばいい。1つの平面上でしか動けなければ，運動自由度は「1度」になる。例えば，手の指節間関節（interphalangeal joint；IP関節）は，曲げる（屈曲）と伸ばす（伸展）しかできない。つまり，運動軸は1本で，1つの平面しか使えないから，運動自由度は1度だ。

**学生** わかりました。では運動自由度「2度」は？

**先生** 例えば手関節。手のひら（手掌）のほうへの動き（掌屈）と，手の甲（手背）への動き（背屈）が1本の運動軸で1平面上。そして母指側への方向（橈屈）と小指側への方向（尺屈）が1本の運動軸で1平面上の動き。使う平面は2つだから，運動自由度は2度になる。

**学生** 先生，手関節はぐるぐる回りますよ…。もしかして私の手首がおかしいんでしょうか？

**先生** いや。手関節を中心にぐるぐる回る運動をぶん回し運動という。この動きは2本の軸に対する動きを合成したものだ。だからこの動きは2つの平面に投影される。

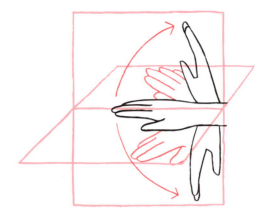

学生 投影って？

先生 投影というのは，物体に光線をあてて，その影を平面上に映すことだよ。

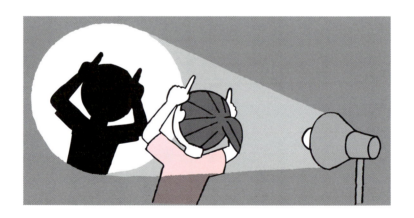

学生 そうか，基本の平面に映された動きだけを考えればいいんですね。

先生 そのとおり。じゃあ運動自由度「3度」は？

学生 3つの平面すべてを使える動きですね。

先生 その代表が肩関節だ。矢状面上での前後の動き（屈曲/伸

展），前額面上での横への動き（外転/内転），水平面上では上肢を垂らした状態で手のひらを外・内に向けるように上腕が回る（外旋/内旋）。このように動きの3つの運動面がすべて使える。だから運動自由度は3度になる。ちなみに運動面が2つ以上なら，ぶん回し運動が可能だ。

## 運動軸と運動面

**学生** わかりました。ところで，運動面ではなくて，運動軸の数じゃダメなんでしょうか？ そっちのほうがわかりやすいと思うんですが？

**先生** 運動軸1本だと自由度1ってことだよね。一般的な関節ならそれで大丈夫だ。でも，例えば平面と平面が合わさっている関節（平面関節）だと，どこを中心に回転すると思う？

**学生** むむ！ そんな関節は想定外でした。どこにでも運動軸ができてしまうような気がします…。

**先生** そうなんだ。このように運動軸がたくさんある関節を多軸性関節という。運動軸で運動自由度を数えるとすると，多軸性関節の運動自由度は？

**学生** 自由すぎますね。ごちゃごちゃ？

**先生** そうなってしまう。でも，運動自由度は3までだ。だから運動面でとらえるほうが正確なんだ。

## 本日のおさらい

□ 運動自由度とは，□□□が動くことのできる平面の数である。
□ 1つの平面上でしか動けない運動自由度は□□□である。
□ 2つの平面上で動ける運動自由度は□□□である。
□ 3つの平面上で動ける運動自由度は□□□である。
□ 運動自由度が2以上の関節は，□□□運動ができる。
□ □□□度を超える運動自由度は存在しない。

## 復習問題

以下の関節の運動自由度はいくつ？
　① 指節間関節
　② 手関節
　③ 肩関節

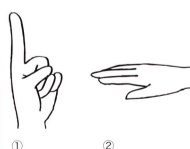
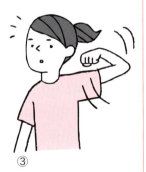

① 　　　② 　　　③

# 運動方向

**先生** 今日は運動方向を表す言葉について勉強します。気をつけ！

**学生** はい！ってどうしたんですか？

**先生** まっすぐ前を向いて，両方の踵をつけ，つま先は軽く開いて立つ。そして両腕を自然に体側に下げる。この状態を基本的立位姿勢という。このときに手のひらは体のほうを向いているよね。

**学生** はい，自然に下げるとそうなります。

**先生** 解剖学的立位姿勢では，手のひらを前に向ける。運動方向を表す用語は，この解剖学的立位姿勢と3つの面が基本となる。

**学生** 「④運動軸」でやった矢状面，前額面，水平面ですね（p.20）。

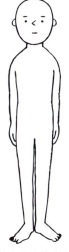

基本的立体姿勢

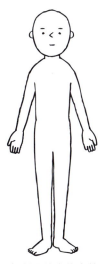

解剖学的立体姿勢

## 屈曲と伸展

**先生** まず，矢状面での動きを考えよう。矢状面と水平前額軸の動きで，体節どうしが近づき，それらのつくる角度が小さくなる動きを屈曲という。伸展はその逆の動きで，屈曲した状態から体節どうしが遠ざかり，それらのつくる角度が大きくなる。

**学生** 少しわかりづらいです。

**先生** 単純に覚えればいいよ。頭部・体幹での屈曲は前屈，伸展は後屈（背屈）。肩関節での屈曲は前方挙上，伸展は後方挙上だ。股関節では大腿を上げるのが屈曲，下ろすのが伸展。膝関節では膝を曲げるのが屈曲で伸ばすのが伸展。わかりにくいのが足関節だ。

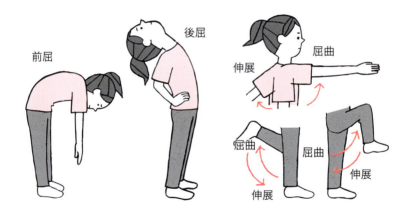

**学生** つま先を上げるのが屈曲ですか？ あ，でも下げるのも屈曲か？

**先生** そこでわかりやすいように足の甲，つまり足背のほうに動かすのを背屈，足の裏（足底）のほうに動かすのを底屈という。

**学生** それならわかりやすいですね。手関節はどうなんでしょう？

**先生** 手関節は，手背側への動きを背屈，手掌側への動きを掌屈という。また，橈骨側（母指側）に曲げるのが橈屈，尺骨側（小

指側）に曲げるのが尺屈だ。

**学生** なるほど。曲げる方向の骨や構造に「屈」を付ければよしと。

**先生** あとは解剖学的立位姿勢から前方に曲げる，あるいは上げるのが屈曲，その逆が伸展だと考えればいいよ。

**学生** 先生，手をまっすぐ上に上げた状態から肩関節 90°屈曲位まで下ろしたとしても，動きは伸展でいいのでしょうか？

**先生** うん，大事なのは<u>始めの状態からどっちに動くかだ</u>。例えば肩関節 90°屈曲位からさらに上げれば屈曲になるし，下げれば伸展になる。動く方向で考えるんだ。

**学生** わかりました。

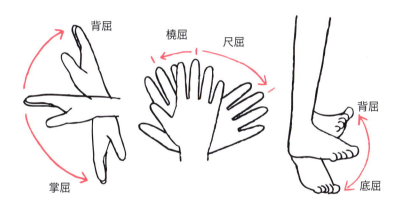

## 外転と内転

**先生** 次は前額面上の動きにいこう。

**学生** 横への動きですね。

**先生** そう，上肢を下げた状態から横に上げる。側方挙上だね。身体の中心線から離れる運動だ。これを外転という。肩の高さを過ぎるとまた身体の中心線に近寄ってくるけど，動く方向で考えるから，最後まで外転だ。外転と逆の動きを，内転という。

**学生** 上肢の内転は体に着いたところがゴールですか？

**先生** そうだね，股関節も同じだ。反対側の下肢で止められる。さらに内転するには，上肢は肩関節を屈曲か伸展することが必要だ。股関節も同じだね。

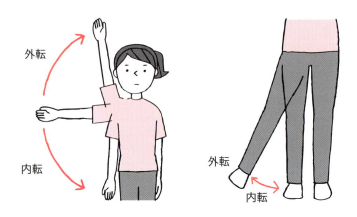

 外旋と内旋，回外と回内，外返しと内返し

①上腕と前腕の運動

**先生** 次は水平面だ。垂直軸での動きになる。上肢を下ろした状態で，手のひらが前から外を向くように回る運動を外旋，内側から後ろを向くように回る運動を内旋という。

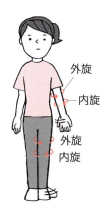

**学生** これは上肢を下ろした状態だけでの運動ですか？

**先生** 水平面と垂直軸で，上腕の回る方向が外旋と内旋だ。上肢が空中のどの位置にあっても，上腕の回る方向で判断すればいい。ただ，この状態では上腕の回旋と前腕の回旋が合わさった運動になっている。<u>外旋/内旋という表現は，肩関節における上腕骨の回旋と，股関節における大腿骨の回旋をいう。</u>

**学生** そうすると前腕の回旋は？

**先生** 肘を曲げて(屈曲)前腕を回してごらん。上腕は回旋するかい？

**学生** あれっ，しません。

**先生** 肘を屈曲することによって，前腕の回旋だけになる。肘を90°屈曲した状態での動きは，前額面-水平矢状軸の運動になる。手のひらが上を向くような動きが回外，その反対で手のひらが下を向くような動きを回内という。ちなみに回外はsupinationという。「supine」は「仰向け」という意味だ。手のひらが仰向けになるからsupination。回内はpronation，「prone」は「うつぶせ」という意味だ。

**学生** 手のひらがうつぶせになるからpronation？

**先生** そのとおりだ。回外/回内は前腕の運動，つまり前腕しか動かない。外旋/内旋は肩関節の運動なんだ。

**学生** なるほど。でも外旋しながら回内するってできるんでしょうか？

**先生** 1人でやるのは難しいだろうね。ほかの人に外旋してもらいながら，自分で回内してみてごらん。

**学生** 回外と回内は，前腕だけの運動なんですか？

**先生** 足関節にもある。それは③足関節の運動にとっておこう。足関節がまた複雑なんだな…。

**学生** えーっ。

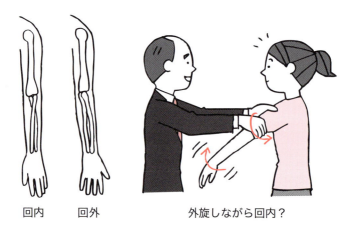

回内　　回外　　　　　外旋しながら回内？

②股関節の運動

**先生** 股関節は肩関節とほぼ同じだ。下肢を伸展した状態でつま先が外に向くように大腿骨が回るのが外旋，その逆が内旋。

**学生** 外方向に回旋するから外旋，内方向に回旋するから内旋ですね。

**先生** では問題。椅子に座った状態で膝の位置を変えないで，足を外方向に上げたときの股関節の動きは？

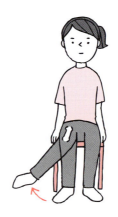

**学生** えーと，膝は動かさないんですよね？　大腿骨の回旋方向ですから内旋でしょうか？

**先生** 正解！

### ③足関節の運動

**学生** 先生，足関節の動きって，つま先を上げると微妙に外向きになる気がするんですけど。

**先生** よく気がついたね。足関節はちょっとややこしいんだ。まず，つま先を上げる。

**学生** 背屈ですね。

**先生** 実は，背屈/底屈の軸は完全な水平前額軸じゃないんだ。

**学生** えっ，そうなんですか？

**先生** 背屈/底屈の動きは，主に距腿関節，つまり下腿である脛骨・腓骨と距骨の間で行われる。

**学生** 下腿と距骨だから距腿関節？

**先生** そうだ。しかし，腓骨の外果は，脛骨の内果より後ろに下がっている。だから運動軸は外側が後ろに下がった斜めの軸になる。そのため背屈時には，足底はやや外側に（外返し），底屈時にはやや内側に向く（内返し）。

**学生** 動かしてみると，たしかにそうですね。

**先生** ほかには，距骨下関節の動きが重要だ。

**学生** 距骨下関節ということは，距骨の下面？

**先生** それと踵骨の上面からできている。ここでは，内転/外転と内返し/外返しができるんだ。

**学生** 内返しと外返し？

**先生** 内転＋底屈＋回外＝内返し，外転＋背屈＋回内＝外返しというんだ。

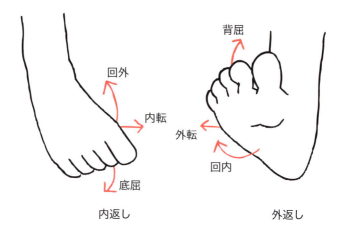

内返し　　　　　　　　　　外返し

 **ぶん回し運動**

**先生** 最後は「⑤運動自由度」(p.23)でも説明したぶん回し運動だ。関節を中心に，遠位端が円を描くような運動だ。円錐のほうが近いかな。例えば中手指節関節(metacarpo-phalangeal joint；MP関節)では屈曲/伸展，外転/内転が組み合わさってぶん回し運動になる。

**学生** たしか運動面が2つ以上あればいいんですよね。

**先生** そのとおりだ。

## 本日のおさらい

- 屈曲と伸展は◯◯面上の動きで，頭部と体幹の屈曲は◯◯，伸展は◯◯ともいう。
- 足関節において，足背のほうに動かすのを◯◯，足底のほうに動かすのを◯◯という。
- 手関節において，手の背側への動きを◯◯，手のひら側への動きを◯◯という。
- 手関節において，橈骨側へ動かすのを◯◯，尺骨側へ動かすのを◯◯という。
- 外転と内転は◯◯面上の動きで，体の中心線から離れる運動が外転，その逆が内転である。
- 外旋と内旋は，◯◯面上の◯◯軸での動きである。
- 上肢を下ろした状態で，手のひらが前から外を向くように回る運動が◯◯，その逆が◯◯である。
- 外旋と内旋は，肩関節における◯◯骨と，股関節における◯◯骨の回旋をいう。
- 肘を90°屈曲した状態で，手のひらが上を向くような運動を◯◯，手のひらが下を向くような動きを◯◯という。
- 足関節の内返しは，◯◯＋◯◯＋◯◯で，外返しは，◯◯＋◯◯＋◯◯である。
- 関節を中心に遠位端が円を描くような運動を◯◯という。

## 復習問題

1. 頭部の運動と運動軸との組み合わせで正しいのはどれか？
   ① 側屈―――垂直軸
   ② 回旋―――水平矢状軸
   ③ 屈曲―――水平前額軸
   ④ 伸展―――垂直前額軸

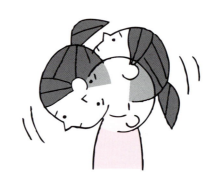

2. 関節運動の表示で正しいのはどれか？
   ① 肩関節の屈曲　→　後方挙上
   ② 手関節の屈曲　→　背屈
   ③ 足関節の屈曲　→　底屈
   ④ 体幹の屈曲　　→　後屈

# 7 関節の構造と種類

**学生** うっ，指がつった。先生，指節間関節の運動自由度を3度にできたら片手で2本の鉛筆を操れるんじゃないかと思うんですが，関節によって運動自由度が異なるのはなぜですか？

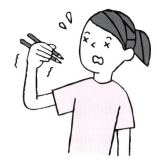

**先生** それには，関節の形が関係するんだが，まずは関節の基本的な構造について説明しよう。

## 関節の基本的な構造

**先生** 関節は，骨端の凸面の関節頭と，もう一方の骨端の凹面の関節窩からできている。これらの表面は関節面といって，結構すべすべしている。この関節面を関節軟骨が覆っているんだ。

**学生** 軟骨って居酒屋メニューの定番の？　絶妙な歯ごたえですよねぇ。

**先生** あれは鶏の軟骨だけどね。軟らかくて弾力性があるだろう。関節軟骨は関節面にかかる衝撃を吸収したり，関節面の摩擦を減らしたりする役割がある。そして2本の骨のつなぎ目を，関節包が包んでいる。関節包の内側には滑膜が付いていて，関節内の隙間を滑液が満たしているんだ。

**学生** 動きやすい構造になっているんですね。でも，そんなゼリーみたいな構造で強度は大丈夫なんですか？

**先生** 関節は可動性が大きいほど安定性は悪くなる。つまり脱臼しやすくなるということさ。それを補うために靱帯が付いているんだ。靱帯は骨と骨が離れないように骨どうしをつないでいると思えばいい。

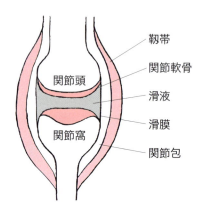

**学生** なるほど，で，形にはどんな違いがあるんですか？
**先生** 関節の動きは運動軸の数で決まるから，運動軸の数で分類しよう。

##  1軸性関節

**先生** まずは運動軸が1本の1軸性関節だ。運動自由度は？
**学生** 1度ですね。

①蝶番関節
**先生** 君，蝶番って知ってるかい？
**学生** 開き戸に付いているやつですか？
**先生** そう，ドアの支点になるところに付いているやつだ。ちょうど蝶の羽が開いたり閉じたりするように動くだろう。羽が骨だとすれば蝶の躯が運動軸ということになる。

**学生** それで「蝶番関節」というわけですね。動きとしては，長い紙を長軸に対して直角な線で折り曲げるような感じですか。

**先生** うん，指節間関節などがそうだ。

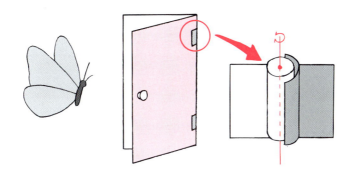

②らせん関節

**先生** らせん関節は蝶番関節と似ているが，運動軸が骨の長軸と直角ではなく，斜めになっているんだ。肘を伸展しているときは前腕が外に開いているだろ。でも肘を完全に屈曲すると前腕と上腕が重なる。蝶番関節のときに，長い紙を折り曲げただろう。それを折り曲げた状態から，新たに折り曲げ線を斜めにして開いてごらん。

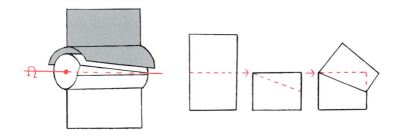

**学生** 一直線にならずに折り曲げ線で斜めに開きますね。

**先生** うん，上腕骨と尺骨の間の腕尺関節などがそれだ。

③車軸関節

**先生** 次は車軸関節。車のタイヤは車軸を中心に回っているね。あんな感じで，骨は回るけど運動軸は動かない関節のことだ。骨の長軸のまわりで車輪のように回転する関節で，上橈尺関節などがそうだ。

**学生** 1軸性の関節だけでもいろいろあるのですね。

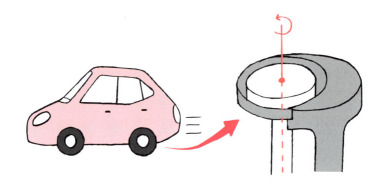

## 2軸性関節

**先生** 次は2軸性関節。運動自由度は？
**学生** 2度です。

①顆状関節（楕円関節）

**先生** 関節頭が楕円形をしているから楕円関節ともいう。楕円形の関節頭に対応する形で関節窩がくぼんでいる。橈骨手根関節などがそれだ。「⑤運動自由度」(p.23)で説明した手関節のことだ。

**学生** 掌屈/背屈，橈屈/尺屈とぶん回し運動ですね。

7. 関節の構造と種類　41

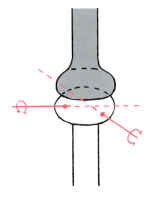

②鞍関節

**先生** 君は馬の鞍ってわかるかい？

**学生** はい，馬の背に人が座るためのものですよね。

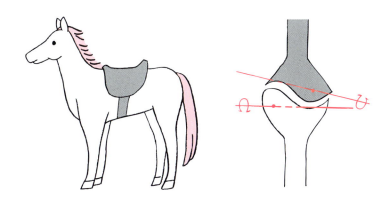

**先生** 鞍関節は，鞍を２つ背中合わせにしたような形の関節面をしている。こんな状態だ。
片側に１本ずつ運動軸をもっているから，運動軸は２本になる。

**学生** 面白い形ですね。

**先生** そうだね，母指の手根中手関節などだ。

## 多軸性関節

**先生** 最後に多軸性関節だ。運動軸が無数にあって運動自由度が3度の関節だ。

### ①球関節

**先生** 球関節は，球状の関節頭と，それに対する関節窩からできている。代表は肩関節だ。

**学生** 肩関節の動きはとても大きいですね。

**先生** その分，不安定になりやすい。最も脱臼しやすい関節でもある。

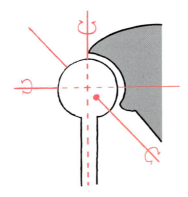

### ②臼状関節

**先生** 臼状関節は，基本的には球関節だけど，関節窩が深く，餅をつく臼に似ているのが特徴だ。股関節がそうだ。股関節は，歩行や跳躍などの移動に欠かせないから，簡単に脱臼するようじゃ困る。関節窩が深い分，運動可動性は小さくなる。

**学生** なるほど。肩関節に比べたら，股関節が動く範囲は小さいですもんね。私の体が硬いせいかと思っていました。

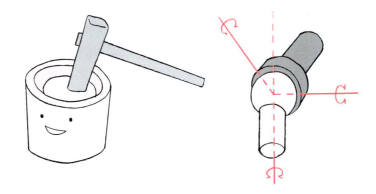

### ③平面関節

**先生** 平面関節は，相対する関節面がそれぞれ平面になっている。関節のまわりは強固に包まれているから，動きは小さい。

**学生** 動きはお互いの関節面が滑るような状態だと思いますが，どこに軸があるんでしょうか？

**先生** 例えば箱の上に箱を乗せる。下の箱は固定しておいて，上の箱を動かす。どんな動きがでるかな？

**学生** 上下，左右，回転などができますね。

**先生** うん，それらの動きで軸は何本ある？

**学生** 左のほうで回転するとか，右のほうで回転するとか，いろんな場所に運動軸ができますね。

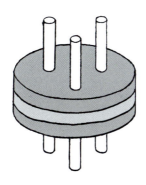

**先生** そう，運動軸の場所が1か所じゃないから多軸性なんだよ。椎間関節や肩鎖関節などが平面関節だね。

④半関節

**先生** 半関節は平面関節の1種だけど，関節面が平面ではない。また，関節面どうしの合わさりがいいために，運動は平面関節よりさらに小さい。仙腸関節がそうだね。

**学生** 仙腸関節って動かせるんですか？

**先生** ああ，わずかだけどね。

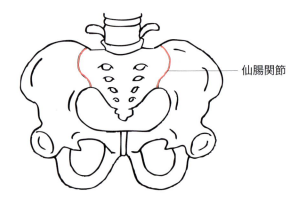
仙腸関節

## 本日のおさらい

☐ 関節は，一端の◻︎◻︎◻︎と，もう一端の◻︎◻︎◻︎からできており，つなぎ目を◻︎◻︎◻︎が包んでいる。

☐ 骨と骨が離れないように，◻︎◻︎◻︎がつないでいる。

☐ 1軸性関節には指節間関節などの「◻︎◻︎◻︎関節」，腕尺関節などの「◻︎◻︎◻︎関節」，上橈尺関節などの「◻︎◻︎◻︎関節」がある。

☐ 2軸性関節には橈骨手根関節などの「◻︎◻︎◻︎関節（◻︎◻︎◻︎関節）」，母指の手根中手関節などの「◻︎◻︎◻︎関節」がある。

☐ 多軸性関節には肩関節などの「◻︎◻︎◻︎関節」，股関節のような「◻︎◻︎◻︎関節」，椎間関節などの「◻︎◻︎◻︎関節」，仙腸関節などの「◻︎◻︎◻︎関節」がある。

# 復習問題

1. 次のうち，多軸性関節ではないものはどれか？
   ① 肩関節
   ② 手根間関節
   ③ 股関節
   ④ 距腿関節

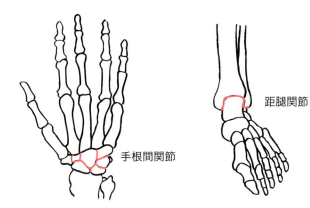

2. 次のうち，多軸性関節はどれか？
   ① 車軸関節
   ② 顆状関節
   ③ 平面関節
   ④ 蝶番関節

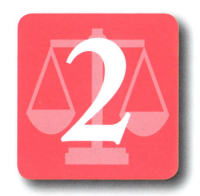

# 力学のキホン

# ベクトル

 **ベクトルって何だろう？**

**学生** あのー，ベクトルがよくわからないんですけど。

**先生** ベクトルはね，大きさと方向をもつんだ。大きさっていうのは量だよね。方向をもつ量はベクトル量という。

**学生** 方向って？

**先生** 例えばライフルで弾を撃ったとしようか。弾はどうなる？

**学生** まっすぐ飛ぶと思います。

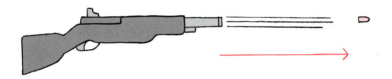

**先生** そうだね，正確には重力で地球に引っ張られるけど，短い距離なら一直線に飛ぶよね。じゃあ，弾の速さは何で決まるかな？

**学生** うーん。火薬が爆発したときの力，ですかね？

**先生** そのとおり。弾の速さは，火薬の爆発によって弾に与えられたエネルギー（力）の大きさで決まる。そして銃口から飛び出した弾は一直線に飛んでいく。この弾のように，大きさと方向をもつものをベクトル量というんだよ。方向をもたない量はスカラー量という。

ベクトル量は有向線分，いわゆる矢印で表すことができる。線分の長さが力の大きさで，向きが力の方向になるんだ。

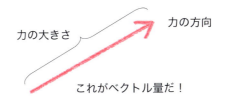

##  スカラー量って何だろう？

**学生** それじゃ，大きさしかないスカラー量にはどんなものがあるんですか？

**先生** 温度や体積，長さ，質量なんかもそうだね。

**学生** えっ，温度計には方向があるんじゃ…？

**先生** 温度計は，中に入っている液体が温度によって膨張したり縮んだりするんだ。液体が細長い管に入っているから，温度が高くなると上に伸びて，下がると縮むように見えるけど，もし管に入っていなければ，いろんな方向に広がったり縮んだりする。だから方向はもっていないんだよ。

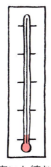   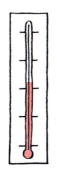

寒いと縮む　　　　　　暑いと膨らむ

**学生** なんとなくわかってきました。キャッチボールやダーツなんかは，ベクトル量ですね。投げるときの力の大きさが矢印の線分の長さで，投げる方向が矢印の向きですね。

**先生** そのとおりだ。ボールの速さは人によって違うよね。プロ野球のピッチャーは速く投げられるけど，普通の人はそんなに速く投げられない。方向が同じでも矢印の長さは異なってくるんだよ。

**学生** わかりました。

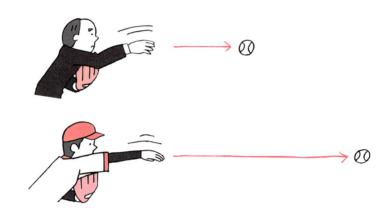

## ベクトル量の合成

**学生** ベクトル量って矢印ですよね。それが合成できたり分解できたりするってどういうことですか？

**先生** まず，ベクトル量は下の図のように平行移動できるんだ。

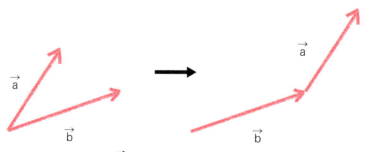

$\vec{a}$ を平行移動すると？

**先生** この平行移動を使って，いくつものベクトル量をつなげることを，合成という。その反対が分解だよ。

**学生** ベクトル量が平行移動できるということは，長さと方向が同じ矢印が2本あったとすれば，2本のベクトル量は同じということですか？

**先生** そういうことになるね。ベクトル量の合成方法には，平行四辺形法，三角形法，多角形法がある。それはあとで説明することにして，ここに輪ゴムがある。今，親指（母指）と人差し指（示指）で輪ゴムをつまんで，もう一方の手で2つに折った厚紙を輪ゴムに引っかけて放したらどうなるだろう？

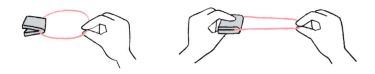

**学生** 厚紙が飛ばされるんじゃないでしょうか？

**先生** そう。輪ゴムは伸ばされた状態から直線的に縮まって厚紙を飛ばすだろう。輪ゴムは伸ばされると縮まろうとする。この動きは1本のベクトルで考えることができるね。

**学生** こんな感じですかね？

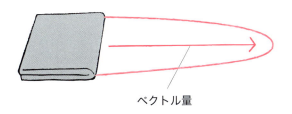

ベクトル量

**先生** そう，そのとおり。次は，親指（母指）と人差し指（示指）を開いて，そこに輪ゴムをかけて厚紙を飛ばしてみよう。次の図

のように母指側のベクトルを$\vec{a}$，示指側のベクトルを$\vec{b}$，ベクトル$\vec{a}$とベクトル$\vec{b}$を合わせたベクトルを$\vec{F}$としよう。このとき，$\vec{F} = \vec{a} + \vec{b}$と表すことができる。$\vec{F}$が合成されたベクトル量だ。ベクトル$\vec{a}$とベクトル$\vec{b}$をそれぞれ1辺とした平行四辺形をつくる。このときできる対角線が合成されたベクトル$\vec{F}$になる。この方法が平行四辺形法だよ。

**学生** 平行四辺形なんて小学校以来かも。なんだか懐かしいですね。

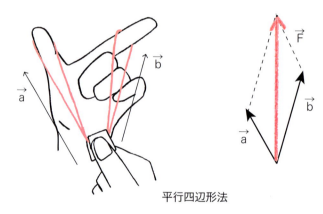

平行四辺形法

**先生** 次にベクトル$\vec{b}$をベクトル$\vec{a}$に沿って平行移動してみよう。ベクトル$\vec{a}$と$\vec{b}$をつないで，$\vec{a}$の根本から$\vec{b}$の矢印の先をむすんでみよう。三角形ができるね。このむすんだ線の長さは先ほどの平行四辺形の対角線と同じになるよね。この方法を三角形法というんだ。

**学生** 本当に算数の勉強みたいですね。

1. ベクトル   53

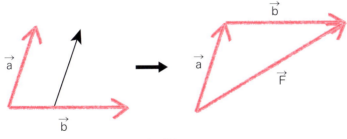

三角形法

**先生** たくさんのベクトルをつなげて，最初のベクトルの根本と最後のベクトルの先をむすぶと最終的に求める合成ベクトルになる。この方法を**多角形法**というんだ。

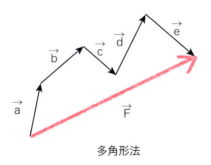

多角形法

## ベクトル量の分解

**学生** なるほど。合成はわかりました。では分解は？

**先生** 分解は，合成とまったく逆のことを行えばいい。

**学生** すると1つのベクトルを何本ものベクトルに分解できるということですか？

**先生** そういうことになるね。でも私たちが住んでいる世界は3次元。だから，現実的には3つの方向，つまり縦，横，高さの方向に分けられればいいんだ。

**学生** 3次元って第1章「④運動軸」(p.18)で出てきましたよね。

**先生** そうだ。3次元は3つの平面からなるから、それぞれを平面（2次元）上に分解できればいい。つまり縦と横、水平と垂直、2つのベクトルに分解できればいいんだ。中学や高校で、平面座標の横軸はx軸、縦軸はy軸って習ったのを覚えているかい？ そのx軸とy軸に分解できればいいんだ。

**学生** なるほど。それなら大丈夫かもしれません。

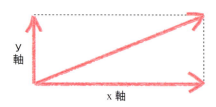

## 本日のおさらい

☐ ベクトル量とは、◻︎◻︎と◻︎◻︎をもつ力のことで、矢印で表すことができる。

☐ ベクトル量の合成方法には、◻︎◻︎法、◻︎◻︎法、◻︎◻︎法がある。

☐ ベクトル量の分解は、とりあえず◻︎◻︎軸と◻︎◻︎軸（垂直と水平）に分解すればよい。

# 復習問題

1. 次のベクトルを合成してみよう。

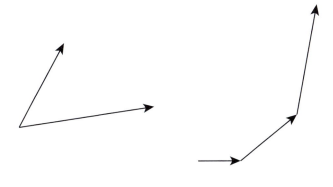

2. 次のベクトルを分解してみよう。

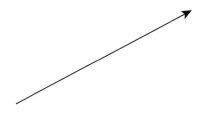

#  ベクトルを体に応用してみよう

 **ベクトル量＝筋力？**

**学生** 前回，ベクトル量は横（水平）と縦（垂直）の２つに分解できればよいと教わりましたが，どんなときでも水平と垂直に分解すればよいのですか？

**先生** ほとんどはそれでOKだよ。でも違う場合もあるんだな。下の図を見てごらん。線分 a と b を骨，a と b の合流点を関節としよう。$\vec{F}$ は何になるかな？

**学生** 筋？

**先生** そうだ。筋が出す力，筋力だ。筋の走行が骨 a に平行だとすると，関節角度は，鈍角，直角，鋭角の３パターンが考えられるよね？

**学生** はい。

**先生** この場合，筋力 $\vec{F}$ が骨 b にかかる点を力点という。

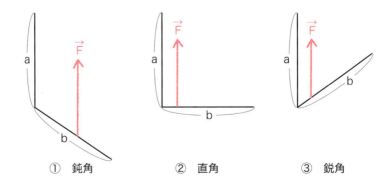

① 鈍角　　② 直角　　③ 鋭角

## 関節運動を分解すると？

**先生** 力点が，骨 b 上にあるとする。骨 b を x 軸だと考えて，骨 b にある力点から垂線，つまり y 軸に平行な線を引いてみよう。次に，$\vec{F}$ が最も長い辺になるような直角三角形をつくってみよう。このときに引いた垂線が $\vec{F1}$ だ。次に $\vec{F}$ を対角線，$\vec{F1}$ を 1 辺とするような長方形をつくってみよう。そうすると，骨 b と同じ向きにベクトルができる。これが $\vec{F2}$ だ。すると $\vec{F} = \vec{F1} + \vec{F2}$ が成り立つね。これで $\vec{F}$ をベクトル $\vec{F1}$ と $\vec{F2}$ に分解したことになるんだ。

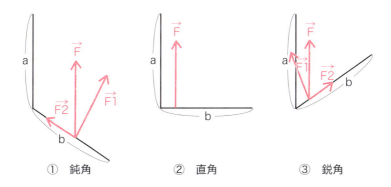

① 鈍角　　② 直角　　③ 鋭角

**学生** ②は分解できませんけど…。

**先生** そうだね。骨 b に対して F が垂線になる場合，力は 1 方向にしか働かないんだよ。

**学生** なるほど。では，$\vec{F1}$ と $\vec{F2}$ は何を表しているんですか？

**先生** まず①を見てごらん。$\vec{F1}$，$\vec{F2}$ をゴム紐だとしよう。$\vec{F1}$ は骨 b を引き上げようとする。つまり関節を曲げようとする。$\vec{F2}$ はどうだろう？

**学生** どちらかというと押しているような？

**先生** そうだ！　$\vec{F2}$ は骨 b を関節に押しつける力になる。

**学生** そうすると，②の $\vec{F}$ は関節を曲げる力が働いていて，③の $\vec{F1}$ は関節を曲げる力，$\vec{F2}$ は骨 b を関節から引き離そうと

する力でしょうか？

**先生** そのとおり。関節運動は，筋が，その関節に対してどう位置するかで決まるんだ。だから骨と筋の位置関係を学ぶことは大切なんだよ。

## 本日のおさらい

☐ ベクトルを＿＿＿＿することによって，筋が骨や関節に与える力がわかる。

☐ 筋力$\vec{F}$が骨にかかる点を＿＿＿＿点という。

☐ 関節運動は，＿＿＿＿がその関節に対してどう位置するかで決まる。

## 復習問題

線分を骨，線分の交わる部分を関節，ベクトル$\vec{F}$を筋力だと考えて，このベクトルを分解してみよう。

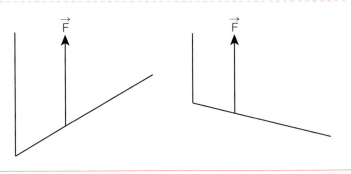

# 3 力のつりあい

##  ペットボトルとつりあうのは？

**学生** さっきお茶を飲んでいるときに発見したんですが，私，ペットボトルを持って，なおかつ肘を曲げたままの状態でいました。すごくないですか？ しかもたいして疲れないんです！

**先生** それはね，力がつりあっているからだよ。

**学生** えっ，どことどこの力ですか？

**先生** ペットボトルの重さと，肘を曲げている筋力の大きさが等しければ，肘は動かない状態になる。ペットボトルの重さを表す点を，重心点，重心，または質量中心という。この重心点に，大きさが等しく，作用線が共通で，方向が逆の力が働けば，物体は静止状態になる。このとき，2つの力はつりあっているといえるんだ。

**学生** 作用線ってなんですか？

**先生** 作用線は力の働く方向，つまりベクトルの方向を示しているんだよ。

**学生** ああ，なるほど。同じ線上で逆向きの力だと打ち消し合うから，物体は動かないというわけですね。

**先生** 力の方向が2つじゃなくて，もっと多くてもいいんだよ。例えば3つの力が物体に働いていたとしても，2つの力の合力ともう1つの力が，作用線が共通で向きが反対ならつりあうことになる。複数の力が物体に働くとき，すべての力の合力（力の和，ベクトルの和）が0になれば，つりあった状態になるんだ。

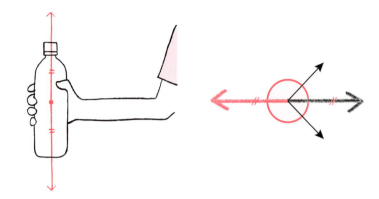

##  求心性収縮と遠心性収縮

**学生** お茶を飲むときは肘を曲げますよね？ 飲み終わると肘が伸びます。どっちもペットボトルは持ったままです。筋はどうなっているんですか？

**先生** 力の合力，つまりベクトルの和が「0」のときは動かないだろう？

**学生** はい，それはわかります。

**先生** ペットボトルと前腕の重さよりも肘を曲げる力，つまり荷重より筋力のほうが大きければ，肘を曲げることができる。これは，筋が収縮して短くなる求心性収縮だ。「①筋の構造と収縮」(p.2) で学んだよね。

**学生** そういえば…。今，思い出しました。

**先生** 飲んだあとはゆっくり肘を伸ばす。完全に力を抜くと手は下にだらーんと落ちてしまう。重力が手を引っ張るからだ。筋の収縮力が荷重より小さいと，肘を曲げる筋がゆっくり伸びる。これが遠心性収縮だ。脳卒中などによる運動麻痺では，特にこの遠心性収縮がうまくできなくなるんだ。

**学生** それは大変！ でも，そう考えると，運動学って実際の臨床につながってくるんですね。しっかり勉強します。

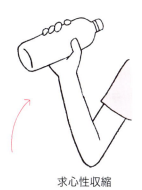
求心性収縮

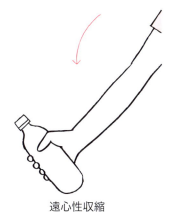
遠心性収縮

## 本日のおさらい

☐ 重心点に，大きさが等しく，作用線が共通で，方向が逆の力が働けば，物体は_____状態になる。

☐ 物体に働くすべての力の和（ベクトルの和）が_____になれば，力がつりあった状態である。

☐ 求心性収縮は，筋の収縮力が荷重より_____。

☐ 遠心性収縮は，筋の収縮力が荷重より_____。

## 復習問題

1. 次の状態で力がつりあうようなベクトルを書き入れてみよう。

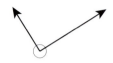

2. 筋収縮に関する解説で正しい組み合わせはどれか？
   a. 机上のコップを口に運ぶとき，上腕二頭筋は等尺性収縮をする。
   b. 立位から椅子に座るとき，大腿二頭筋は求心性収縮をする。
   c. 握りこぶしを保持した状態では，手指の屈筋群は静止性収縮をする。
   d. 腕立て伏せの下方への運動では，上腕三頭筋は遠心性収縮をする。

   ①aとb　　②aとd　　③bとc　　④cとd

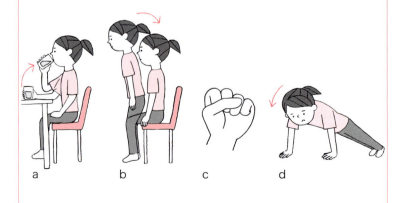

# 4 モーメント

 天秤に働く力の向きは？

**学生** 先生，ジャストアモーメント！
**先生** 君，帰国子女のわりには発音が悪いね。
**学生** 今のは「モーメント」について聞きたかったからで…。
**先生** 冗談だよ。天秤って知ってるかい？
**学生** 天秤って，天秤座の天秤ですよね。なんか棒の両端にバケツみたいなのがくっついていて，罪人が重いものを運ばされるやつ。
**先生** 罪人うんぬんは別にして大体あっているよ。天秤は中央にある支点を用いて，物体の重さを分銅と比較して測定するものだ。左右がつりあうには，どうしたらいい？

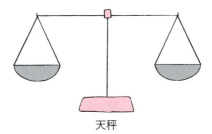

天秤

**学生** 左右の重さを等しくする。
**先生** そうだね。右の皿は重力に引かれて右回りの力を出す。左の皿は同じく左回りの力を出す。この右回りの力と左回りの力が等しければ，うまくつりあうね。

**先生** さっきの図をもっと単純化しよう。左側に乗せるのは重さを測定する物体だ。右側には分銅を乗せるとする。物体の重さにより下に引っ張られる力を $\vec{W}$，分銅の重さにより下に引っ張られる力を $\vec{F}$ とする。また，支点から $\vec{W}$ までの距離を a，支点から $\vec{F}$ までの距離を b としよう。するとこんな図になる。

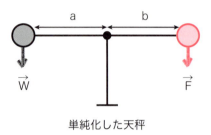

単純化した天秤

**先生** いちいちベクトルの→を引くのは面倒だから，$\vec{W}$ は $W$，$\vec{F}$ は $F$ というように斜め文字で表記しよう。
そして，図をもっと単純化するとこんな図になる。

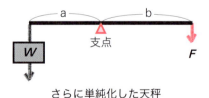

さらに単純化した天秤

##  モーメントを決める3つの因子

**先生** 重い物を持ち上げるとき，肘を伸ばして持ち上げるのと，肘を曲げて持ち上げるのではどちらが楽かな？

**学生** 肘を曲げて持ち上げるほうが断然ラクですね。

**先生** そうだよね。なぜだと思う？ 何が違うんだろう？

**学生** そりゃ，力が入りやすいし，物までの長さが違います。

**先生** そうだね。物の重さが同じでも，物までの距離が力に影響する。例えば肘を曲げて鉄アレイを持ち上げているとして，力を抜くとどうなるかな？

**学生** 鉄アレイの重みで腕が下にだらーんと伸びますね。

**先生** そう，肘が伸ばされるということは，肘を中心として前腕を回転させる力が働くということだ。この回転させる力を，モーメントあるいは回転能という。モーメントにはいろんな意味があるので，特に"力のモーメント"という表現をすることもあるけど，力学系でモーメントといえば，ほぼこのモーメントだと思って大丈夫だ。

**学生** この「腕をだらーんとさせる力」がモーメントなんですね？

**先生** そうだ。モーメントの大きさを決める因子は3つある。何かわかるかい？

**学生** まず，鉄アレイの重さだから，①力の大きさですね。それからさっき出た②物までの距離（アーム）。③は何だろう？

**先生** ③力の向き（作用線）だよ。では，大きさと方向をもつものと言えば？

**学生** ベクトル量？！

**先生** ピーンポーン！ モーメント＝ベクトル量というわけさ。

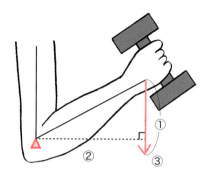

## 左回りと右回り

**先生** 次の図を見てごらん。左回りのモーメント $M$ は支点からの距離 a と重さ $W$ の積で表される（$M = a \times W$）。右回りのモーメントは支点からの距離 b と力 $F$ の積で表される（$M = b \times F$）。ついでに言っておくと，モーメントには向きがあって，<u>左回り（反時計回り）を正</u>，<u>右回り（時計回り）を負の向き</u>とするんだ。

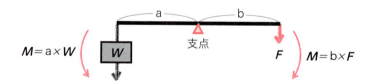

**学生** 紙に書くと右回りと左回りですが，実際は上がるか，下がるかだと思うんですが，どうしてわざとややこしい言い方をするんですか？

**先生** 誰がどこから見ても同じように理解するためだよ。次の図を見てごらん。
①の図のモーメントは $M = a \times F$ でいいよね。では②の図ではどうだろう？

**学生** 力の作用線とアームが直角じゃない。

**先生** こういうときは力の作用線を延長して，それと直交するように引いた垂線の長さ($a'$)が有効なアームとなるんだ。だから②の場合のモーメントは $M = a' \times F$ となる。

**学生** なるほど。アームと作用線を直交させればよいのですね。

**先生** そのとおりだよ。

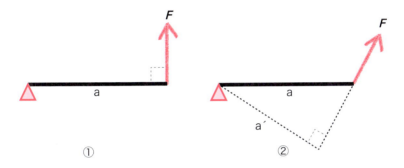

## 本日のおさらい

□ 支点を中心に物を回転させようとする力を，□□□ という。

□ 右回りのモーメントと左回りのモーメントが等しければ，左右はつりあった状態になる。

□ モーメントの大きさは，①□□□，②□□□，③□□□ で決まる。

□ 左回り（反時計回り）のモーメントを□□□のモーメント，右回り（時計回り）のモーメントを□□□のモーメントという。

□ 力の作用線とアームが直角でない場合は，力の作用線を延長して，それに□□□するように引いた垂線の長さが有効なアームの長さになる。

### 復習問題

次のモーメントの大きさを求めてみよう。

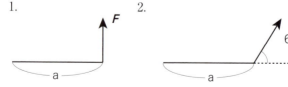

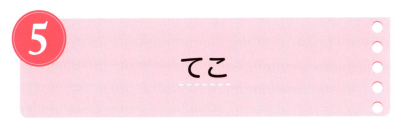

# 5 てこ

## 3つの点と3つのタイプ

**先生** まず，てこには3つの点が必要だ。

**学生** 支点，力点，作用点ですね。

**先生** そうだ。支点は物を支える点，力点は力を加える点。作用点（荷重点）は，力点で加えられた力が作用する点だ。
では，どんな並び順が考えられるかな？

**学生** 天秤と同じように，支点が真ん中にあって，力点と作用点が両脇にあるタイプです。

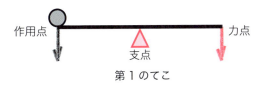

第1のてこ

**先生** そうだね。これは第1のてこ（第1種てこ）という。次に支点と力点の間に作用点があるタイプだ。

**学生** これが第2のてこ（第2種てこ）ですね。そして3つ目が，力点が真ん中で，支点，作用点が両脇にあるタイプですね。

**先生** 第3のてこ（第3種てこ）だね。てこにはこの3種類しかないんだ。順番に説明しよう。

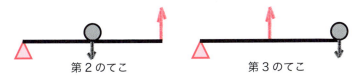

第2のてこ　　　　第3のてこ

##  第1のてこ（第1種のてこ）

**先生** 作用点にかかる重さを *W*，支点から作用点までの距離を a とし，力点にかかる力を *F*，支点から力点までの距離を b としよう。このてこがつりあうためには，支点を中心とした左回りのモーメントと右回りのモーメントが等しければいい。それぞれのモーメントの大きさをいってごらん。

**学生** モーメントの大きさは，重さ（力）とアームの長さをかければいいから，左回りのモーメントは *M* = a × *W*
　　　　　　　右回りのモーメントは *M* = b × *F*

**先生** そのとおり。

左回りのモーメント＝右回りのモーメント，
　　つまり a × *W* = b × *F* でつりあうことになる。

第1のてこは，支点を中心に右回りと左回りのモーメントがつりあう形になっているから，安定性が抜群なんだ。公園にあるシーソーがその代表だね。

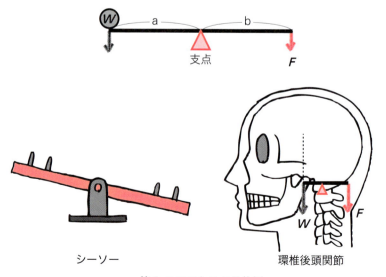

シーソー　　　　　　環椎後頭関節

第1のてことその具体例

## 第2のてこ（第2種のてこ）

**先生** 第1のてこと同じように，作用点にかかる重さを **W**，支点から作用点までの距離を a とし，力点にかかる力を **F**，支点から力点までの距離を b としよう。右回りと左回りのモーメントはどうなるかな？

**学生** 右回り＝a×**W**で，左回り＝b×**F**です。

**先生** このてこがつりあうための条件は？

**学生** a×**W**＝b×**F** ですか？

**先生** そうだね。第1のてこと比べてごらん。

**学生** あれっ，同じじゃないですか。でも第1のてことどう違うんですか？

**先生** よく見てごらん。力点にかかる力 **F** の方向はどうなっているかな？

**学生** あっ！ 第1のてこと反対になっています。

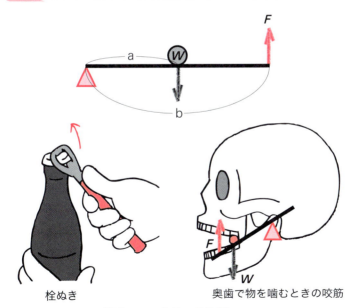

栓ぬき　　　奥歯で物を噛むときの咬筋

第2のてことその具体例

##  第3のてこ(第3種のてこ)

**先生** これまでと同じように,作用点にかかる重さを $W$,支点から作用点までの距離を $a$,力点にかかる力を $F$,支点から力点までの距離を $b$ とする。右回りと左回りのモーメントがつりあうのは?

**学生** これも $a \times W = b \times F$ ですね。

**先生** てこはすべて,$a \times W = b \times F$ のときにつりあうんだ。$a \times W > b \times F$ のときは $W$ の方向に,$a \times W < b \times F$ のときは $F$ の方向に回る。
この法則は,てこでも動かせないな!(決まった👌)

**学生** (気づかないふり)でも,第2・第3のてこは $F$ の方向が同じです。何が違うんでしょうか?

**先生** それを次に説明しよう。

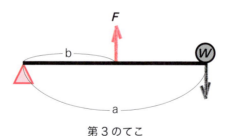

第3のてこ

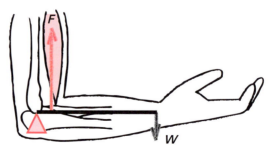

腕を曲げるときの肘関節(支点)と上腕筋・上腕二頭筋(力点)

## 第2のてこと第3のてこの違い

**先生** $a \times W = b \times F$ とすると，$F = \boxed{\phantom{AAAA}}$ ？

**学生** $F = a \times W \div b$ だから，

$F = \dfrac{a}{b} W$ ですか？

**先生** そう，$\dfrac{a}{b} > 1$ のときは $W$ より大きな力 $F$ が必要になる。

逆に $\dfrac{a}{b} < 1$ のときは $W$ より小さな力 $F$ ですむ。

**学生** なるほど。ということは，第2のてこのほうが，力が少なくてすむんですね。

**先生** うん，力が少なくてすむということは，小さな力で大きな荷重に対抗できるということだ。つまり力に有利といえる。

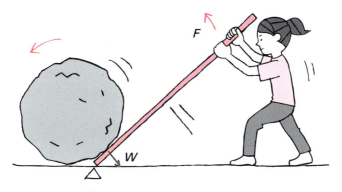

第2のてこ：小さな力で大きな仕事

**学生** 第3のてこは $\dfrac{a}{b}$ が1より大きくなるので，$W$ より大きな力 $F$ が必要になり，かえって不利ですよね。第3のてこって何かいいことがあるんですか？

> **先生** では，支点を中心にして，棒を少し動かしてみよう。こんな図ができるね。

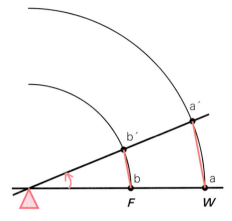

aa´ と bb´ の長さを比べてみると……

第3のてこ：力点と作用点の関係

> **学生** はい。
> **先生** 上図の **F** の位置が少し変わっただけで，**W** の位置が大きく変わるよね。動きで考えれば，力点が少し動けば（b → b´），作用点が大きく動く（a → a´）。言い換えれば速く動くということになる。
> **学生** なるほど，大きな力が必要だけど，動きは速いということですね。
> **先生** そう，力的には非効率だけど，速さを引き出せる。
> 人の手足は動かすためにあるから，身体の中では第3のてこが最も多いんだ。
> **学生** なるほど。第1のてこは安定性，第2のてこは力の効率，第3のてこは速さが特徴なんですね。

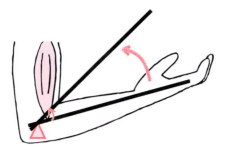

第3のてこ：肘屈曲時の力点と作用点

## 本日のおさらい

☐ 第1のてこ（第1種のてこ）は，□□□点が真ん中にあって，□□□点と□□□点が両脇にある。

☐ 第1のてこは，□□□に優れている。

☐ 第2のてこ（第2種のてこ）は，□□□点と□□□点の間に□□□点がある。

☐ 第2のてこは，□□□に有利である。

☐ 第3のてこ（第3種のてこ）は，□□□点と□□□点の間に□□□点がある。

☐ 第3のてこは，力には不利だが，□□□に有利である。

☐ 人間の体の中には，第□□□のてこが最も多い。

## 復習問題

1. 図のようにうつぶせの状態で垂らした右前腕を水平位に持ち上げるとき，上腕三頭筋のてこの種類はどれか？

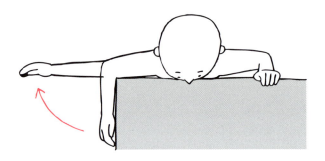

2. 下図の状態でつりあっているとき，上腕二頭筋の力 $F$ はいくつになるか？

ただし，荷重点 c にかかる重さ $R$ は 2.4 kgw，支点 a から力点 b までの距離と，力点 b から荷重点 c までの距離の比は，2：13 とする。

1. 15.6 kgw
2. 18.0 kgw
3. 31.2 kgw
4. 36.0 kgw

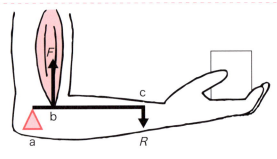

# 変位と速度と加速度

 変位

**先生** ある時刻からある時刻の間で物体が位置を変えた場合、その位置の変化量を<u>変位</u>という。実はこれ、<u>ベクトル量</u>なんだ。

**学生** たしかにそうですね。なんでまた違う言い方をするんですか。

**先生** 例えば A 地点から H 地点に行くとしても、いろんな行き方がある。例えば、A 点から H 点まで、B から G をすべて経由して行ったとしても、変位は $\overrightarrow{AH}$ となる（図1）。

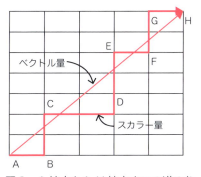

図1　A 地点から H 地点までの道のり

**先生** ベクトルの合成に多角形法があったよね。始点と終点をつないだベクトルが、変位なんだ。

**学生** では、途中経路は？

**先生** 道のりまたは移動距離で、これは<u>スカラー量</u>になる。単に「10 m」といえばスカラー量だけど、「東に10 m」といえば？

**学生** 方向ってことは矢印がつくからベクトル量ですか？

**先生** 正解！　では車に乗ったとしよう。出発してから，時間 $t$ が経過したときの位置を $x$ とする。縦軸を車の位置 $x$（km），横軸を時間 $t$（時）としたグラフをつくってみよう〔$t = 0$ のとき，$x = 0$（原点）にいたとする〕。どんなグラフが考えられるかな？

**学生** こんな直線的なグラフ（図2）ですかね。

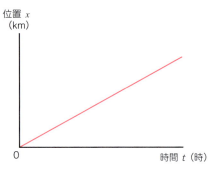

図2　変位量のグラフ　その1

**先生** そうだね。あとは曲線的なグラフ（図3），曲線と直線，直線と直線が混在するグラフ（図4）も考えられる。

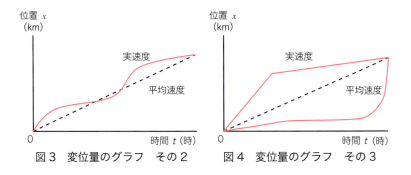

図3　変位量のグラフ　その2　　図4　変位量のグラフ　その3

## 時刻と時間

**先生** そうそう,時刻と時間の違いは説明できるかな?

**学生** 時刻は「刻む」からなんとなく短い感じ。時間はある一定の期間という感じですか?

**先生** いい線いってるね。時刻は瞬間的な 1 点を指す。「今の時刻は何時何分何秒」という使い方をする。時間は,ある時刻からある時刻までの長さを表す。「10 時から 13 時までの 3 時間」などと表現する。今,時刻 $t_1$ のときの物体の位置を $x_1$,$t_2$ のときの位置を $x_2$ としよう。すると,$t_2 - t_1$ の時間が経過する間に $x_2 - x_1$ まで変位したことになる(図 5)。

**学生** なんとかわかります。

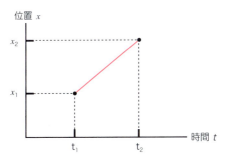

図 5 時間の経過と位置の変化(変位)

## 平均速度と速度の単位

**先生** 速度(velocity)というのは,時刻 $t_1$ から $t_2$ の間にどれだけ変位したかという,時間あたりの変位量だ。ただし,速度は一定とは限らない。車でも電車でも,乗るときは止まっているから速度は 0 だね。だんだん速度が速くなって,途中はスイスイ走っていても,止まるときには次第に速度が低下して…?

**学生** また0になります。

**先生** 出発から停止するまで，途中の速度は変化するから，<u>変位量を時間で割ったもの</u>を<u>平均速度</u>という。時間の単位が秒であれば秒速，分であれば分速，時間であれば時速というわけだ。1時間に10 kmの変位つまり移動であれば，10 km/時間で時速10 kmとなる。1秒間に5 mの移動であれば，5 m/秒で秒速5 mという。

時速はkm/h，分速はm/min，秒速はm/secで表す。

**学生** はい。

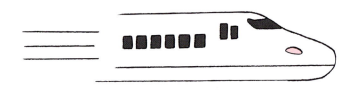

新幹線は，時速300 km/h → 分速5 km/min → 秒速83 m/sec！

## 瞬間速度

**先生** 図2は速度が一定だけど，図3や図4は時刻によって速度が変わっている。

**学生** そうですね。

**先生** 図3や図4の瞬間速度はどうやって表すんだと思う？

**学生** うーん，その瞬間ごとに区切る？

**先生** そうだ！　時刻$t_1$から時刻$t_2$の間に位置が$x_1$から$x_2$まで変位したとする。$t_2 - t_1$の間に$x_2 - x_1$の変位。この$t_2 - t_1$をうんと短い時間にする。これを<u>単位時間</u>という。単位時間あたりにどれくらい変位するか。単位時間を$\varDelta t$，そのときの変位量を$\varDelta x$とすると…。

**学生** ちょっと待ってください。$\varDelta$って何ですか？

**先生** $\Delta$ はデルタと読む。うんと短い時間，それこそ瞬間のような時間とか，瞬間における変位量を表すときに使う記号だ。

**学生** 初めて知りました。

**先生** 単位時間を $\Delta t$，そのときの変位量を $\Delta x$ とすると，

$$瞬間速度\ v = \frac{変位量 \Delta x}{単位時間 \Delta t} で表される。$$

つまり $v = \dfrac{\Delta x}{\Delta t}$ となる。

変位量をメートル(m)にして，単位時間を秒(sec)にすれば，瞬間速度の単位は m/sec となる。

**学生** はい。でもほかの単位，例えばキロメートル(km)や分(min)は使わないのですか？

**先生** 使えないわけではないけれど，単位時間をうんと短い時間で考えるから，実際的には，m/sec が多いね。

**学生** なるほど。わかりました。

##  加速度

**先生** 速度は位置の変化だったけど，加速度は速度の変化なんだ。うんと短い時間，例えば1秒間あたりの速度変化だと考えればいい。

単位時間を $\Delta t$，その間の速度を変化を $\Delta v$ で表すと，

$$加速度\ a = \frac{速度変化 \Delta v}{単位時間 \Delta t} となる。$$

$a$ は，acceleration（加速）からきている。車のアクセルは速度を上げるときに踏むから，アクセルというんだ。

**学生** へえ，そうなんですね。

**先生** 車のアクセルを踏むと速度が上がる。これを，正(＋)の加速度という。ブレーキを踏むと速度が落ちる。これは，負(－)の加速度が車にかかっているからだ。速度を速める力を正

（＋）の加速度，減速する力を負（－）の加速度という。

**学生** 減速度とは言わないんですか？

**先生** ややこしくなっちゃうからね。加速度は単位時間あたりの速度変化だから，さっき言ったように加速度 $a = \dfrac{\varDelta v}{\varDelta t}$ だ。

速度の変化 $\varDelta v$ は微小な時間 $\varDelta t$ の間の変位量 $\varDelta x$ だから，$\varDelta x$ を $\varDelta t$ で割ればいい。すると $\varDelta v = \dfrac{\varDelta x}{\varDelta t}$ になる。

$\varDelta v$ を置き換えれば

$$a = \dfrac{\varDelta v}{\varDelta t} = \dfrac{(\varDelta x / \varDelta t)}{\varDelta t} = \dfrac{\varDelta x}{(\varDelta t)^2}$$

となる。

$\varDelta x$ の単位は m，$\varDelta t$ の単位は sec だから，加速度の単位は，$\dfrac{\text{m/sec}}{\text{sec}} = \dfrac{\text{m}}{\text{sec}^2}$ で表される。

物理の領域では単位が非常に重要なんだ。

**学生** 加速度の単位は m/sec$^2$ と。

## 速度，加速度，距離の関係

**学生** 変位，速度，加速度ってごちゃごちゃになってきました。

**先生** 物体に力が働いて加速度がつく。次にその加速度によって速度が生まれる。その結果，変位する。

**学生** はい。

**先生** 変位量って言葉が慣れないんだろう。違う言葉に言い換えよう。物体が移動すると，この変位量はなんて言う？

**学生** 距離？

**先生** そのとおり。

**学生** 最初からそう言ってくださいよ〜。

**先生** 例えば速度が一定で，秒速 5 m で走っているとしよう。縦軸を速度 5 m/秒，横軸を時間 $t$ 秒とする（図 6 左）。

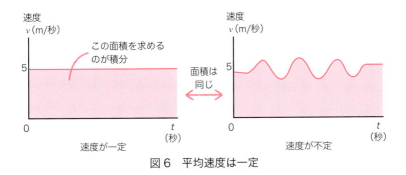

図 6　平均速度は一定

**先生** 1 分間走ると $t = 60$ 秒だから，距離 $s = 60$ 秒 × 5 m/秒 となる。

秒が分母，分子で打ち消されるから $s = 300$ m となる。

2 分間走ると？

**学生** $t = 120$ 秒だから，距離 $s = 120$ 秒 × 5 m/秒 = 600 m ですか？

**先生** そのとおり。図 6 左を見てごらん。距離 s は長方形の面積になる。これは積分で求められる。

**学生** 積分ってもしや「微分積分」の積分ですか？　私，文系なのでわかりませーん。

**先生** 文系の人にとって，数式は天敵かな？

**学生** そのとおりでーす。数式があっただけでスルーしまーす。

**先生** できるだけ数式は使わないで説明しよう。この速度グラフのように，なんらかの関数の面積を求める方法が積分なんだ。

**学生** 積分の「積」は面積の「積」ということですね。

**先生** 例えば秒速 5 m を平均速度としよう。瞬間の速度が違っても平均すれば 5 m × 60 秒 = 300 m，ということは？

**学生** 1分間に 300 m 進む。

**先生** そうだ。では，秒速 5 m より速かったり遅くなったりする瞬間があると速度グラフはどうなるかな？

**学生** 上が波のような，でこぼこした曲線になると思います（図6右）。でも，平均速度が秒速 5 m なら，面積は図6の長方形と同じになるんでしょうか？

**先生** そのとおりだ。平均速度が同じなら，面積は同じになる。

さて，この曲線部分に接線を引く。地点によって右上がり，水平，右下がりの接線が引ける（図7）。この接線は加速度を表している。

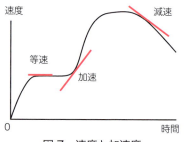

図7 速度と加速度

**学生** へえ，知らなかった。

**先生** 右上がりの接線は加速，水平は等速，そして右下がりは減速。

**学生** 右上がりは正の加速度，水平は加速度0，右下がりは負の加速度ですね。

## 等速度運動

**先生** 車が一定の時速 $v$ (km) で $t$ 時間走ったとする。どれだけの距離を走ったことになるかな？

**学生** 速度と時間をかければいいから，$v \times t$ です。

**先生** そうだね。速度が一定で変わらない運動を，等速度運動という。これを図で表すと，縦に $v$，横に $t$ として，縦が $v$，横

が $t$ の長方形ができる（図 8）。

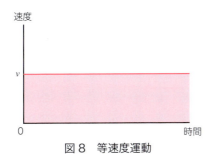

図 8　等速度運動

**学生** 図 6 と同じですね。

**先生** 等速度運動は加速度が 0 だから，どの時刻でも速度は一定。だから長方形になる。

## ⚖ 等加速度運動

**先生** 例えば高いところから何かを落とす。地球の引力，つまり重力加速度だが，これは一定で変わらない。このように加速度が一定の運動を等加速度運動という。

**学生** 例えば，加速度が 2 m/sec$^2$ だとすると，1 秒後の速度は 2 m/sec，2 秒後は 4 m/sec，10 秒後は 20 m/sec という理解で大丈夫ですか？

**先生** うん，それでいい。
加速度を $a$，ある微小な単位時間を $\Delta t$，その間の速度変化を $\Delta v$ とすると，$a$ と $\Delta t$ と $\Delta v$ の関係は？

**学生** 加速度のところでやったように $a = \dfrac{\Delta v}{\Delta t}$ ですよね。

**先生** そのとおり。ではここで，時刻 $t_1$ での速度を $v(t_1)$，時刻 $t_2$ での速度を $v(t_2)$ とすると，

**先生** $a = \dfrac{\Delta v}{\Delta t}$

$\qquad = \dfrac{v(t_2) - v(t_1)}{t_2 - t_1}$ ・・・・・・・・・・・・・① 

となる。

**学生** はい。

**先生** はじめの時刻 $t_1$ を 0，$t_2$ を $t$ と置き換える。すると①は

$\qquad a = \dfrac{v(t) - v(0)}{t - 0}$

$\qquad\phantom{a} = \dfrac{v(t) - v(0)}{t}$ ・・・・・・・・・・・・・② 

となるね。

**学生** はい。

**先生** 時刻 $t$ のときの速度 $v(t)$ を $v$，$v(0)$ を $v_0$ と置き換えると，②は $a = \dfrac{v - v_0}{t}$ だ。

**学生** そうですね。

**先生** ここから $at = v - v_0$ ・・・・・・・・・・・③ 

が得られる。これはいいかい？

**学生** はい，両辺に $t$ をかけたんですよね。

**先生** ③を整理すると，$v = at + v_0$ ・・・・・・・・・④ 

となる。これをグラフで表すと，速度 $v$ は図 9 のような直線になる。

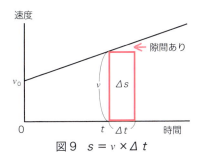

図9　$s = v \times \Delta t$

**学生** 直線？　もし止まっていた車が走り出したとすると $v_0 = 0$ だから原点からはじまる直線（図10）？

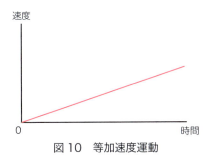

図10　等加速度運動

**先生** そう，いいぞ。

**学生** へへへ……。

**先生** 次に進む距離を考えよう。図9で微小時間 $\Delta t$ に進む距離を $\Delta s$ とすると，時刻 $t$ のときの速度 $v$ に微小時間 $\Delta t$ をかけた面積に近くなる。すると式は $\Delta s = v \Delta t$ になる。

**学生** 近くなるって等しくはならないんですか？

**先生** 図9をよく見てごらん。直線と長方形の間に隙間があるよね。

**学生** そうですね。

**先生** その隙間を小さくするためには，どうすればいい？

**学生** 長方形の横の長さを短くするのはどうでしょう？

**先生** いいねえ。図 11 のように時間を，微小な時間 $\Delta t$ で分割してそれぞれの区間に長方形をつくる。この $\Delta t$ をどんどん細かくしていくと，長方形の幅がどんどん短くなって，隙間がどんどん小さくなっていく……。

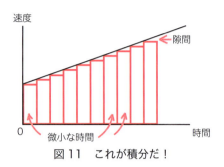

図 11　これが積分だ！

**学生** はずですね。

**先生** すると，この長方形の極限は線になる。で，最終的には $t = 0$ から $t$ までの全面積に等しいことになる。

**学生** ふーん，なるほど。

**先生** これが積分の考え方だよ。

さて，$\Delta t$ を極限まで 0 に近づけると図 12 のような図形ができる。この図形の面積を求めてごらん。

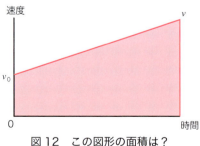

図 12　この図形の面積は？

**学生** ええ，難しいなあ。

**先生** よく見てごらん。上は三角形で下は長方形だ。

**学生** なるほど。三角形と長方形に分けて考えればいいんですね。

三角形の面積は底辺×高さ÷2

だから $= \dfrac{t \times (v - v_0)}{2}$

$= \dfrac{t(v - v_0)}{2}$

長方形の面積が $v_0 \times t = v_0 t$,

これをたすと $= \dfrac{t(v - v_0)}{2} + v_0 t$ ・・・ ⑤（図13）

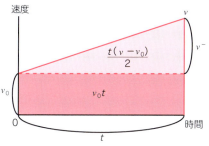

図13　三角形＋四角形

**先生** そうだね，そこで時刻 $t$ のときの速度 $v$ と $t$ の関係はどうだった？

**学生** たしか，④で $v = at + v_0$ でした。

**先生** では，上の式⑤の $v$ を $at + v_0$ に置き換えると面積 $s$ は

$s = \dfrac{t(at + v_0 - v_0)}{2} + v_0 t$

$= \dfrac{t(at)}{2} + v_0 t$

$= \dfrac{at^2}{2} + v_0 t$

積分式で計算しても，同じく $s = \dfrac{at^2}{2} + v_0 t$ となる。

**学生** 積分式の計算って？

**先生** 数学の話だからやめとこう。インテグラルなんて新たな記号が出てくるからね。これ以上，難しくなると頭がついてこないだろう？

**学生** はい！ もう息もたえだえです。

**先生** さて，微小な時間 $\Delta t$ の間に移動した距離を $\Delta s$ とする。$\Delta t$ 間の平均速度は？

**学生** $\Delta s \div \Delta t$ だから，$\dfrac{\Delta s}{\Delta t}$ ですか？

**先生** 正解！ 図 14 で見ると，A と B を結んだ直線の傾きになるよね。

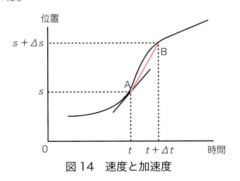

図 14　速度と加速度

**学生** はい。

**先生** では，$\Delta t$ を極限まで短くすると，A と B はどうなるかな？

**学生** ものすごく近づきます。くっつきそうなくらい。

**先生** そのときの A と B の間の平均速度は，どんな線になるかな？

**学生** どんどん線の傾きが近づいてくる。

**先生** そうだね。もはや A の接線でもあり，B の接線でもあるような感じだ。これが微分の考え方だ。接線の傾きといえば，前にも出てきたよね。

**学生** あっ，加速度だ（図 7，p.84）。右上がりは正の加速度，水平は加速度 0，右下がりは負の加速度ですね。

**先生** そのとおり。速度を微分すると加速度になり，速度を積分すると変位量(距離)になる。変位量の立場から考えると，変位量を微分すると速度に，速度を微分すると加速度に，加速度を積分すると速度，速度を積分すると変位量という関係になる。

**学生** ややこしいです。図にするとこういうことですね。

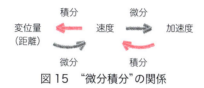

図15 "微分積分"の関係

**先生** そうだ。とりあえずその関係だけ知っていればいいよ。

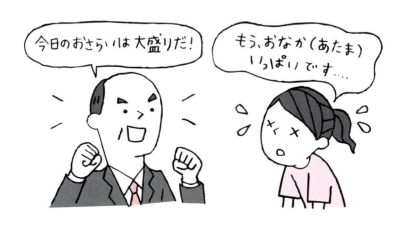

## 本日のおさらい

- □ある時刻からある時刻の間で物体が位置を変えた場合，その位置の変化量を□□□という。
- □変位は□□□量で，道のりは□□□量である。
- □時刻は瞬間的な1点をさし，□□□はある時刻からある時刻までの長さを表す。
- □時間あたりの変位量を，□□□という。
- □□□□は，変位量を単位時間で割ったものである。
- □速度の変化を□□□といい，□□□は速度変化を単位時間で割ったものである。
- □物体が位置を変えるためには，まず，物体に加速度が加わる。次に加速度によって□□□が生まれる。その結果，変位する。
- □□□□分とは，なんらかの関数の面積を求めることである。
- □速度が一定で変わらない運動を□□□運動といい，面積は長方形になる。
- □加速度が一定の運動を□□□運動といい，面積は台形あるいは三角形になる。
- □□□□分とは，関数の接線の傾きを求めることである。
- □速度の関数の接線が右上がりの場合は□□□の加速度，水平の場合は加速度□□□，右下がりの場合は□□□の加速度になる。
- □加速度を積分すると□□□，速度を積分すると□□□（距離）になる。

## 復習問題

1. 平均速度 15 m/sec で動く車の平均時速を求めてみよう。

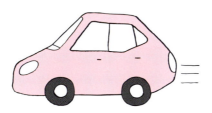

2. 崖から石が初速 0 m/sec で落ち始めました。1 秒後, 2 秒後, 3 秒後の落下速度 $v$ とそのときの落下距離 $x$ を求めてみよう。ただし重力加速度は 9.8 m/sec$^2$ とする。

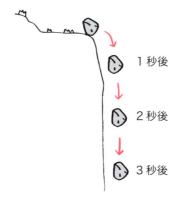

| 時間 $t$(sec) | 0 | 1 | 2 | 3 |
|---|---|---|---|---|
| 落下速度 $v$(m/sec) | 0 | | | |
| 落下距離 $x$(m) | 0 | | | |

#  仕事量と仕事率

##  仕事量

**学生** 先生って，毎日講義があるし，教務主任もされているし，そのうえこんな補講まで……，考えてみればものすごい仕事量ですねぇ。まるでサッカーのボランチみたいですね。

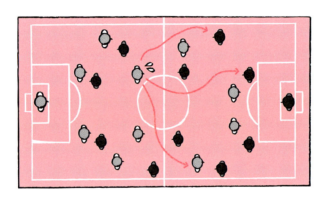

**先生** 誰のせいだと思ってるのかね。しかしちょうど「仕事量」について教えようと思っていたところだった。物理学の「仕事量」は，サッカーの仕事量に近い。<u>物体に力が働いて，その物体が力の方向に移動したとき，「力は仕事をした」という</u>。その量を仕事量というんだ。

仕事量 $W = $ 力 $F × $ 距離 $s$ で表される。

**学生** $W$って，もしかして仕事の work ですか。

**先生** そうだ。仕事量 $W$ の単位はジュールだ。

**学生** ジュールってもしかして「ボンジュール」？

**先生** 違う。イギリスの物理学者の名前さ。

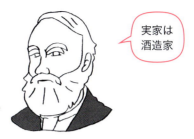

ジュール
James Prescott Joule
（1818－1889）

実家は
酒造家

##  仕事率

**先生** さて，では仕事率を上げていくよ。

**学生** ちょっと待ってください。仕事率ってなんですか？

**先生** 仕事率 $P$ は力が仕事をする速度，単位時間あたりの仕事量だ。$P$ は power からとっている。仕事量を時間で割ればいい。

$$仕事率 P = \frac{仕事量\ W}{時間\ t}$$

仕事量 $W =$ 力 $F ×$ 距離 $s$ だったから

$$仕事率 P = 力 F × \frac{距離\ s}{時間\ t}\ で求められる。$$

$\dfrac{距離\ s}{時間\ t}$ って何かな？

**学生** えっと，距離 $s$ を時間 $t$ で割るから…，速度だ。

**先生** そうだ。仕事率 $P$ は力と速度をかけたものになるんだ。仕事率 $P$ の単位はワットだ。

**学生** ワットって What（ホワット）？

**先生** …。疲れが倍増するなあ。

**学生** スミマセン。つい……。

**先生** ワットは蒸気機関を発明したジェームズ・ワットの名前からとったものだ。1ワットは毎秒1ジュールに等しいエネルギーを生じさせるんだ。

> **先生** 1ワット＝1ジュール/秒

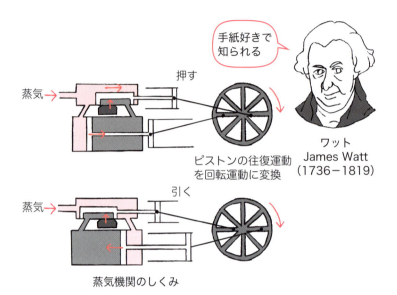

蒸気機関のしくみ

## 本日のおさらい

□ 物体に力が働いて、その物体が力の方向に移動したとき、「力は仕事をした」といい、その量を「_____」という。
□ 仕事量 $W$ の単位は_____で表す。
□ 力が仕事をする速度を「_____」という。
□ 仕事率 $P$ の単位は_____で表す。
□ 1 _____ = 1 _____ / 秒

## 復習問題

1. 以下の説明で、正しいのはどれか？
   ① 力は、質量と速度との積である。
   ② 仕事は、力と距離との積である。
   ③ ジュールは、力の単位である。
   ④ ワットは、仕事の単位である。
   ⑤ ニュートンは、仕事率の単位である。

2. 質量 1 kg の物を 10 N の力で水平に 1 m 動かしたときにする仕事量はいくつになるか、考えよう。また、このときに 4 秒かかったとすると、仕事率はいくつになるか、考えよう。

# 8 運動の法則

**学生** 今日は運動の法則について教えてください。
**先生** 運動の法則ね。運動の法則は3つあるんだ。

## 運動の第1法則（慣性の法則）

**先生** 慣性とは，一定の状態をずっと続けることをいう。新たな力が加わらないかぎり，静止しているものはずっと静止しているだろう。
**学生** そうですね。私の場合，どんなに力が加わっても静止していたいときが多々ありますが（朝起きたときや冬場のコタツなど）。
**先生** それは寒がりの法則だね。さて，例えば，机の上にボールがあるとしよう。ボールは指で押されるなどの新しい力が加わらなければどうなるかな。
**学生** ずっとそこにあります（そしてホコリがつもります）。
**先生** そうだね。逆に，動いているものはずっと動き続ける。宇宙に飛び出した宇宙船は，惑星などによる引力の影響を無視すれば，燃料がなくてもずっと同じ速度で一直線に飛び続ける。この状態を等速直線運動というんだ。
**学生** 同じ速度で一方向に動き続けるんですね。
**先生** このように，新たな力が加わらないかぎり，同じ状態をとり続けることを，「慣性の法則」というんだ。
**学生** わかりました。

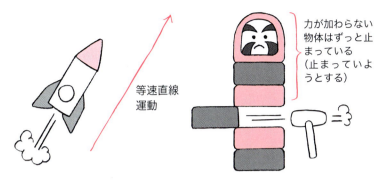

慣性の法則

### ⚖️ 運動の第2法則（加速度の法則）

**先生** 加速度って前に説明したよね(p.81)。覚えている？

**学生** えーと，たしかある時間に速度が変化したら，それが加速度だったような……。

**先生** そう，そのとおりだ。速度が変化するのは，加速度に比例する力が働いた結果といえる。

力を $F$，質量を $m$，加速度を $a$ とすると

力 $F$ ＝質量 $m$ ×加速度 $a$

という関係になる。これは，質量 $m$ の物に $a$ の加速度を与えるには $F$ の大きさの力が必要，という意味だ。

**学生** へえ，そういうことか。

**先生** プラスの加速度が加わると速度が速くなる。車のアクセルがそうだね。マイナスの加速度が加わるとどうなるかな？

**学生** マイナスをかけるんだから，遅くなる？

**先生** そうだ。車のブレーキと同じだね。加速度がないときは，慣性の法則に従うことになる。

**学生** 等速直線運動ですね。

**先生** そうだ。

$F = m \times a$ であると，$a = \boxed{\phantom{aaa}}$ ？

**学生** $a = \dfrac{F}{m}$

**先生** そうだ。この式は，加速度 $a$ は力の大きさ $F$ に比例し，質量の大きさ $m$ に反比例することを表しているんだ。

**学生** なるほど。式を入れ替えただけで意味が変わるんですね。

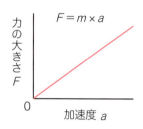
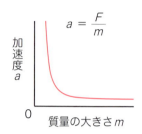

## 運動の第3法則（作用・反作用の法則）

**先生** 例えば，輪ゴムを両手で引っ張ると伸びるけど，そのとき，両手にはどんな力が加わっているかな？

**学生** 手に輪ゴムがくい込むから，輪ゴムに引っ張られている？

**先生** そうだ。つまり，何かに力を加えると，同時に反対の力が生じる。これが「作用・反作用の法則」だ。

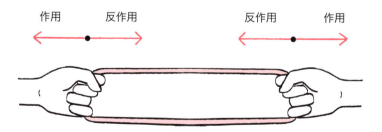

**学生** ふーん。なんだか当たり前のことをわざと難しく言っているような気がします。

**先生** ま，それが物理だからね。では，もっと当たり前の話をしよう。机の上にコップを置きました。物には重力が働くよね。

**学生** はい。

**先生** だから，机には重力の力がかかることになる。この矢印だけだと，コップは机に沈み込んでいくことになる。そうならないのはなぜだと思う？

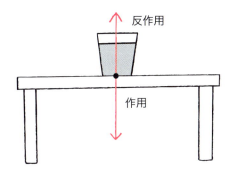

**学生** 机が硬いから？ いや，でもコップにとって机が硬いと感じるってことは…。

**先生** 重力とは反対向きの矢印が，コップに働いているからなんだ。これが反作用だ。物に力を加える(作用)と，同時に物から反対向きで同じ大きさの力が生じる(反作用)ことになる。これも，「作用・反作用の法則」だ。

## 本日のおさらい

- 運動の第 1 法則は「____」ともいう。
- ____とは一定の状態をずっと続けることをいう。
- 運動の第 2 法則は「____」ともいう。
- 力を $F$，質量を $m$，加速度を $a$ とすると，____ = ____ が成り立つ。
- 運動の第 3 法則は「____」ともいう。
- 物に力を加えると(作用)，同時に物から____向きで____大きさの力が生じる(反作用)。

## 復習問題

加速度の法則として，誤っているのはどれか？
① 物体の運動を保ち続ける。
② 物体の質量に反比例する。
③ 力の大きさに正比例する。
④ 力の働く方向と同一方向に働く。

# ⑨ エネルギー

## ⚖️ 力学的エネルギー

**学生** あー，バイトでくたくた。もうエネルギーがありません。

**先生** エネルギーって，なんだい？

**学生** パワーかな？ ちょっと違うか。もう疲れて，うまく説明できません。

**先生** エネルギーは，物体が仕事をする能力のことだ。例えば，「10」の仕事をできる物体は，「10」のエネルギーをもっている。「1」の仕事しかできない物体は「1」のエネルギーしかもってないとなる。

**学生** エネルギーが大きいほど大きな仕事ができるってことですね。ウルトラマンとかすごいんでしょうね。

**先生** エネルギーの種類はたくさんあるけど，力学的エネルギーは，運動エネルギーと位置エネルギーの2種類だ。

## ⚖️ 運動エネルギー

**先生** 運動エネルギーは，運動している物体がもっている「仕事をする能力」だ。質量 $m$ の物体が，ある速さ $v$ で運動しているとすれば，運動エネルギー$Ev$ は，$Ev = \dfrac{mv^2}{2}$ で表される。

単位はジュールだ。質量と速度の積，つまり *mv* を運動量というが，運動エネルギーは，運動量を積分したものだ。積分については前に説明したよね。

**学生** はい，たしか「⑥変位と速度と加速度」(p.77)で教わりましたが，それが日常生活でどのように関係してくるんですか？

**先生** 君，車の免許は？

**学生** 一応，持っています。

**先生** 教習で習わなかったかい？　車の速度が2倍になるとぶつかったときの衝撃は4倍になるって。

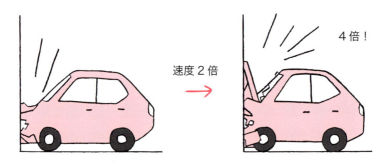

**学生** ああ，習ったような気がします。

**先生** 車の質量は変わらないけど，エネルギーは速度の2乗に比例して増えるんだ。

**学生** そういうことか。

## ⚖ 位置エネルギー

**先生** 地球上では，高いところにある物体は低いところに下がるときに仕事をする。物体が，ある高さに位置しているだけでできる仕事能力を，その物体の位置エネルギーというんだ。

質量 $m$ (kg) の物体が地表から $h$ (m) の高さにあって，重力加速度を $g$ (m/sec$^2$) とすると，位置エネルギー $Ep$ は，

$Ep = mgh$ で表される。これも単位はジュールだ。ちなみに，位置エネルギー$Ep$ の p とは potential の p だよ。位置エネルギーは地面より高いところにさえあれば，どんなものでも潜在的に (potential) 有する力だからだ。

**学生** 位置エネルギーは，質量，高さ，重力加速度を全部かけちゃえばいいんですね。

**先生** そういうこと。

## 力学的エネルギー保存の法則

**先生** 面白いことに，運動エネルギーと位置エネルギーをたすと常に一定なんだ。つまり，$Ev + Ep = \dfrac{mv^2}{2} + mgh$ となる。

これを力学的エネルギー保存の法則というんだ。

**学生** へえ，不思議ですねぇ。

**先生** ここで問題。体重 60 kg の人が，速度 3 m/sec で飛び上がりました。1 秒で何 cm の高さまで飛び上がったでしょうか？ ただし重力加速度は 9.8 m/sec$^2$ とする。

**学生** うわっ，難しそう。

**先生** 国家試験に出た問題だよ。力学的エネルギー保存の法則を使えば簡単だ。飛び上がる瞬間の位置エネルギー$Ep$ は「0」だから，

力学的エネルギー $Ev + Ep = \dfrac{mv^2}{2} + 0$ だね。

**学生** はい。

**先生** 飛び上がった人は，どこかで最高点に達する。最高点に達したときに速度「0」になって，その後は地面に落ちる。

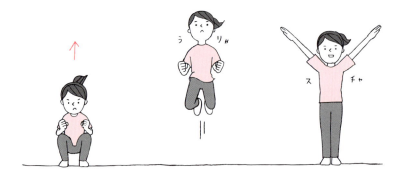

**学生** あっ，そうか。最高点では運動エネルギー $\dfrac{mv^2}{2}$ が「0」になるから，位置エネルギー $mgh$ だけが残る。
力学的エネルギー $Ev + Ep = 0 + mgh$ ですね。

**先生** そのとおり。

力学的エネルギーは常に一定だから，$\dfrac{mv^2}{2} = mgh$

<u>$m$ は打ち消し合って</u>，$\dfrac{v^2}{2} = gh$

求めるのは高さ $h$ だから，$h = \dfrac{v^2}{2g}$

ここで，速さ $v$ = 3 m/sec，重力加速度 $g$ = 9.8 m/sec$^2$
を代入すると，$h = \dfrac{3^2 (\text{m}^2/\text{sec}^2)}{2 \times 9.8\ (\text{m/sec}^2)}$

$= \dfrac{9\ (\text{m})}{19.6}$

$= 0.459$ m $= 45.9$ cm

ということで，約 46 cm 飛び上がったとなる。

**学生** へえ，なんだか手品みたいでしたが，意外と簡単かも。ところで体重 60 kg というのは関係ないんですか？

**先生** うん，上の式のように打ち消し合うから，実は関係ないんだ。

##  ジェットコースターのしくみ

**学生** もしかしてジェットコースターって，これの応用ですか？

**先生** よく気がついたね。

**学生** へへへ，大好きなんです……。

**先生** ジェットコースターって，乗ったらまず一番高いところに登って行くよね。

**学生** いよいよだなってワクワクします。

**先生** 高いところまで登るにはエネルギーがいる。このときのエネルギーは電気エネルギーだ。高いところに運び上げることによって電気エネルギーが位置エネルギーになる。この位置エネルギーが運動エネルギーに変わってジェットコースターのスピードになるんだ。

**学生** 電気エネルギーが運動エネルギーになる？

**先生** ジェットコースターに加わるエネルギーは，実は最初の電気エネルギーだけ。あとはそれを運動エネルギーや位置エネルギーに変えて動いているんだ。

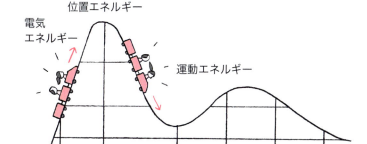

**学生** エネルギーの種類はたくさんあるといってましたね。

**先生** うん，エネルギーには光，音，熱，運動などたくさんあるけど，これらのエネルギーをたした量は常に一定なんだ。いろんなエネルギーに変わりながらも総和は変わらない。

## 本日のおさらい

- □ エネルギーは，物体が仕事をする能力をいう。
- □ 力学的エネルギーには，☐エネルギーと☐エネルギーがある。
- □ 質量$m$の物体が，ある速さ$v$で運動しているとすれば，運動エネルギー$Ev$は，☐で表され，単位は☐である。
- □ 位置エネルギーは，物体が，ある☐に位置しているだけでできる仕事の能力をいう。
- □ 質量$m$の物体が，高さ$h$にあり，重力加速度を$g$とすると，位置エネルギー$Ep$は，☐で表され，単位は☐である。
- □ 運動エネルギーと位置エネルギーの和は常に☐であり，これを「☐」という。
- □ エネルギーにはさまざまな種類があるが，それらすべてのエネルギーの総和は☐。

### 復習問題

質量1,000 t の水を発電機の位置より10 m高いダムに貯水したとき，このダムのもっている位置エネルギーはいくらか？
重力加速度は9.8 m/sec$^2$とする。

# 質量と重量と重心

##  変わらない質量,変わる体重

**学生** がーん,食べ放題に行ったら体重が大変なことに。明日からダイエットしなくては。

**先生** ダイエットしなくても,月に行けば 1/6 になるよ。

**学生** えっ,そうなんですか?

**先生** 体重は 1/6 になる。質量は変わらないけどね。

**学生** はて? どういうことですか?

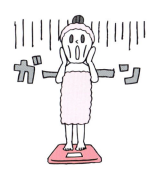

**先生** 質量は,地球でも月でもどこにあっても,変化しない量なんだ。

**学生** それはどうやって測るんですか?

**先生** 水を目安にしている。水は温度によって密度が変わるけれど,純粋な水の密度が最大になる温度が 3.945℃ なんだ。その温度で 1,000 mL,つまり 1 L の体積の水の質量を 1 kg と定義している。これと等しいキログラム原器が質量の単位だ。

註)長さや時間が物理の基礎的な普遍定数に基づく定義が可能になってきたことから,キログラム原器を廃止し再定義することで,ほかの国際単位系とバランスをとる動きがある。現在,長さは光速に,時間は原子が出す電磁波の周期に定義が変わっている。1 kg の定義については,アボガドロ定数が有力視されている。

**学生** キログラム原器ってなんですか？

**先生** 国際キログラム原器という金属の塊があるんだ。たしか白金とイリジウムの合金で作られていてフランスに保管されている。この原器と同じ質量が 1 kg と定義されているんだ。

**学生** なるほど。つまり質量の単位は kg で，重量と同じなんですね。

**先生** だから，質量を kg，重量は weight の「w」を加えて kgw（キログラム重）として区別しているんだ。よく「体重○キログラム」っていうけど，正確には「○キログラム重」というべきなんだ。

## 重量は引力

**先生** 重量は，地球から受けている力だ。引力って知っているだろう？

**学生** はい，引力がなかったら，地球上のものは宇宙空間に散らばってしまうんですよね。地球に引力があってよかったぁ。

**先生** 引力は，何も特別な力じゃない。物体はみんな互いに引き合う力（引力）をもっている。地球は大きいから，その力が強いだけなんだ。

**学生** あら，そうなんですか。じゃあ月は？

**先生** 月は地球より小さいから，引力もその分小さくなる。だから質量は変わらないけど体重は軽くなるってわけだ。

**学生** なるほど。では月に行っても私が太ったことには変わりないと。

**先生** そういうこと。ところで，地球は完全な球形じゃないんだ。半径は東西方向が南北方向より長い。

**学生** へぇ，微妙に楕円形なんですね。それに山脈などの凹凸もありますよ。

**先生** だから，場所によって地球の中心からの距離が異なる。

**学生** そうですね。

**先生** となると,同じ地球上でも,場所によって引力が異なるんだ。

**学生** なぜですか？

**先生** 引力は,2つの物体の間の距離 r の 2 乗に反比例するんだ。物体の質量を M, m とし,距離を r とすると

引力$(F) = G \dfrac{Mm}{r^2}$　　$G$ は万有引力定数

ちなみに地球を M,リンゴを m,地球の半径を r とすると $F = mg$ だから

$mg = G \dfrac{Mm}{r^2}$　→　$g = \dfrac{GM}{r^2}$

**学生** 反比例だと,距離が長くなれば引力は小さくなる？

**先生** そのとおりだ。

**学生** ということは,エベレストの山頂で体重を測ると軽くなる？

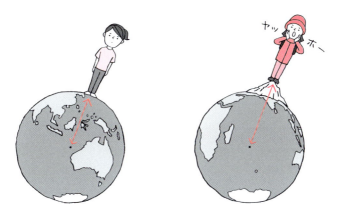

**先生** 同じ場所における2つの物体の重量比は一定だからそうはならない。重量っていうのは比較の量,天秤で測られる量のことなんだ。

## 中心と重心

**先生** さっき地球の中心が出たので、ついでに重心について説明しよう。ここに◯がある。これをすごく重い小さな玉だと考えよう。この◯を2つくっつけると、重さを代表する場所、つまりバランスのとれる場所はどこになるかな？

**学生** 2つの点の真ん中です。

**先生** そうだね。◯が3つになるとどうだろう？

**学生** ここらへんですかねぇ。

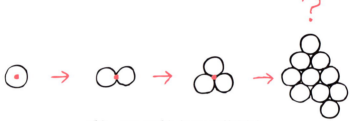

重心、または重心点または質量中心

**先生** こうやって◯をどんどん増やしてこんな形になったとする。全体を1つの物体とみなしたときの物体の中心点を重心、重心点あるいは質量中心という。

**学生** 全部同じ意味なんですね。

**先生** そうだ。では、重心の見つけ方はわかるかい？

**学生** なんとなく真ん中？

**先生** 例えばこの本なら、まず、113ページの右上「$A$」をつまんで持ち上げてごらん。そして「$A$」から真下に向かって線を引いたとする。線を引くかわりに紐をたらしてテープで留めておいてもいいよ。次に右下「$B$」をつまんで持ち上げ、同じようにする。

**学生** よいしょっと。あっ、2本の線が交差しました。

**先生** 交差した点が、この本のこのページを開いたときの重心だ。2本の線は重心を通る重心線という。

**学生** 簡単に求められるんですね。

**先生** うん,物体に力が働くときは,重心に力が働くと考えればいい。

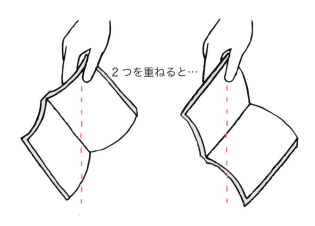

2つを重ねると…

## 本日のおさらい

- □ 質量はどこにあっても変わらない量であり,質量が引力の影響を受けると□□□□になる。
- □ 質量の単位は□□□□で,重量の単位は□□□□である。
- □ 物体の重さを代表する点を,□□□□(□□□□,□□□□)という。
- □ 引力は,地球の中心と物体の間の距離の2乗に□□□□する。

### 復習問題

A4サイズの紙の重心を求めてみよう(ちなみに本書はA5サイズ)。

# 床反力と歩行

 床反力

**先生** 「床反力」。なんて読むかわかるかい？

**学生** 「ゆかはんりょく」？ たしか歩行の授業で聞いたような……。図の見方がよくわからなかったような気がします。

**先生** 床反力っていうのは，床からの反力を計測したものだ。反力は反作用の力だよ。例えば，床の上に人が立っている。人の体重が床に作用する。「作用・反作用の法則」があるから，床から反作用の力＝反力が人に加わる。それが床反力で，計測することができるんだ。

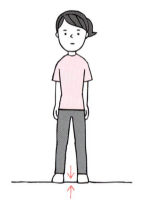

**学生** そんなのを測れる計器があるんですか？

**先生** フォースプレートがよく使われるね。フォースプレートには，ひずみや圧力を電気的に変換する部品が組み込まれていて，表面のプラットフォームを踏んだときに足底から床にかかる力を前後，側方，鉛直（垂直）方向への分力にして計測するんだ。

11．床反力と歩行　　115

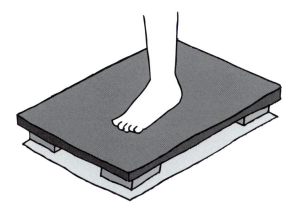

フォースプレート

**学生** 勝手に力を分解してくれるんですか？
**先生** うん，PT が歩行分析なんかでよく使っているね．実際の図を見ながら考えよう．
**学生** はい．
**先生** 床反力は下図のように，前後分力（x 軸），側方分力（y 軸），垂直分力（z 軸）に分けられる．
**学生** ３次元ということですね．

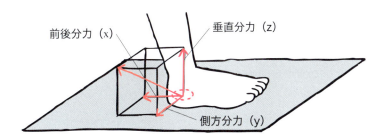

##  垂直分力

**先生** じゃあ，垂直分力の図からいこうか。

**学生** 垂直分力はz軸だから，ずっと上向きですね。上向きだから実際は人が下向きに力を…，あっ，そうか。体重が床にかかってるから，これは床反力ですね。

**先生** 正解。

**学生** でも，なんか山が2つありますね。

**先生** うん，歩行で足が床を蹴って推進力を出すときが山になる。そして身体の重心の位置が最も高いときが，谷の最も深いところだ。

**学生** 先生，この縦軸の数字の「1」は何ですか？

**先生** この人の体重に相当する力を表している。

**学生** え，ピーク時は体重を超えるんですか？

**先生** うん，体重を超える力が出るんだ。

**学生** へぇ，歩行時の力ってすごいですね。

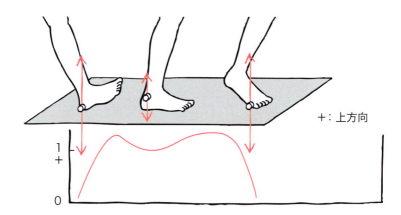

## 前後分力

**先生** 次は前後分力，x軸だ。

**学生** 前半がプラスで後半がマイナスになっています。

**先生** プラスが後ろ方向で，マイナスが前方向の反力ということは，実際に人が床に力をかけている方向は？

**学生** えーと，反対の力だから，前半が前方向，後半が後ろ方向の力ですか？

**先生** そのとおりだよ。

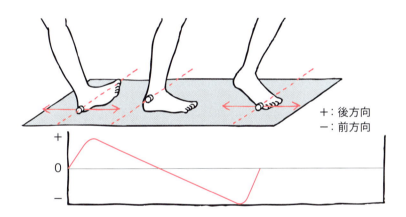

＋：後方向
－：前方向

## 側方分力

**学生** y軸の側方分力は，プラスが内側方向で，マイナスが外側方向だから，最初は外側方向の力の図になっているのは，実際は内側方向への力が床にかかるということですか？

**先生** そうだ。

**学生** そして，その後はずっと外側方向への力がかかっている？

**先生** そう，その意味はわかるかい？

**学生** 意味はちょっと……。

**先生** 足がついた直後は内側方向の力が働いて，その後体重が乗っ

てからはずっと外側方向への力が働く。x軸とy軸を合わせて考えてみよう。足がついた直後は前向き内側方向の力だから内旋力，後半は後ろ向き外側方向への力だから外旋力が働いていると考えられる。

**学生** なるほど，わかりました。

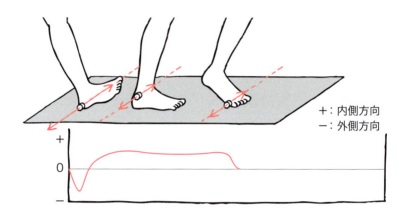

＋：内側方向
－：外側方向

## 本日のおさらい

☐ 床反力は，□□□□の力である。
☐ 床反力は，□□□，□□□，□□□に分けられる。
☐ 床反力のグラフは，実際とは反対の力の□□□を表している。

## 復習問題

健常成人の歩行時の床反力の垂直分力(片側)を図に示す。床反力を計測している側の筋のうち，Aの時点で収縮力が増加するのはどれか？

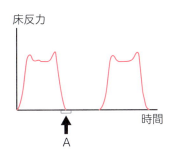

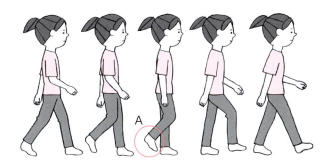

① 大殿筋
② 中殿筋
③ 大腿二頭筋
④ 前脛骨筋
⑤ 腓腹筋

# 解答と解説

## 第1章 運動のしくみ
### 1. 筋の構造と収縮
1. 以下の組み合わせのうち，遠心性収縮しているのはどれか？
   ① 腕立て伏せで肘伸展―――大胸筋
   ② 懸垂で肘屈曲―――――――上腕二頭筋
   ③ 椅子からの立ち上がり――大殿筋
   ④ 階段上り―――――――――大腿四頭筋
   ⑤ しゃがみ込み―――――――ヒラメ筋

解説
①肘を伸ばすとき，大胸筋は上腕骨を求心性収縮で内転する。
②懸垂は肘関節を屈曲することにより，身体を引き上げるので，上腕二頭筋は求心性収縮をする。
③大殿筋が求心性収縮をすることにより，股関節が伸展する。
④階段を上るとき，大腿四頭筋の求心性収縮により，膝を伸展させる。
⑤しゃがみ込みをするとき，ヒラメ筋が遠心性収縮をして，足関節は背屈する。
よって正解は⑤。

### 2. 運動の司令塔：脳
随意運動の説明で正しいのは次のどれか？
   ① 運動プログラムとは，活動する筋群名をいう。
   ② 随意運動では，まず意思の発動がある。
   ③ 体性感覚は，運動プログラムに関与しない。

④ 姿勢保持に，運動プログラムは関与しない。

**解説**
随意運動では，まず中枢神経系からの運動指令に基づいて，意図された運動が開始される。その際，運動の遂行に必要な条件やタイミングが，筋群へプログラムされる。これが，運動プログラムである。このとき，中枢神経系の関与や体性感覚入力による運動修正などが加えられ，正確な随意運動が達成される。
よって正解は②。

## 3. 運動の大きさ

1. 運動単位を構成する要素に入らないものはどれか？
    ① 脊髄前角細胞
    ② α運動ニューロン
    ③ 筋線維
    ④ 筋紡錘

**解説**
運動単位は，1個の脊髄前角細胞（α運動ニューロン）とそれが支配する筋線維をいう。
よって正解は④。

2. 運動単位の説明として，正しいものはどれか？
    ① 1本の筋線維は，複数のα運動ニューロンにより支配されている。
    ② 1本の筋線維とそれを支配するニューロンを，運動単位という。
    ③ 1本の筋線維を支配するニューロンの数を，神経支配比という。
    ④ 精密な働きをする筋の神経支配比は小さい。

1個の脊髄前角細胞（α運動ニューロン）が何本の筋線維を支配するかを，神経支配比という。神経支配比の大きな筋は粗大運動，神経支配

比の小さな筋は細かい運動に向いている。
よって正解は④。

## 4．運動軸
以下の平面に垂直に対応する運動軸を書いてみよう。
① 矢状面――――――（　水平前額軸　）
② 前額面――――――（　水平矢状軸　）
③ 水平面――――――（　垂直軸　）

## 5．運動自由度
以下の関節の運動自由度はいくつ？
① 指節間関節　　　１度
② 手関節　　　　　２度
③ 肩関節　　　　　３度

## 6．運動方向
1．頭部の運動と運動軸との組み合わせで正しいのはどれか？
① 側屈――垂直軸
② 回旋――水平矢状軸
③ 屈曲――水平前額軸
④ 伸展――垂直前額軸

解説
① 頭部の側屈は，前額面，水平矢状軸での運動。
② 頭部の回旋は，水平面，垂直軸での運動。
④ 頭部の伸展は，矢状面，水平前額軸での運動。
よって正解は③。

2．関節運動の表示で正しいのはどれか？
① 肩関節の屈曲　→　後方挙上

② 手関節の屈曲　→　背屈
③ 足関節の屈曲　→　底屈
④ 体幹の屈曲　　→　後屈

解説
①肩関節の屈曲は，前方挙上。②手関節の屈曲は掌屈。④体幹の屈曲は前屈。③足関節の屈曲は反射学的には伸展と同義であるが，混乱を避けるために屈曲-伸展という表現は避け，底屈-背屈という表現がよい。
よって正解は③。

## 7. 関節の構造と種類

1. 次のうち，多軸性関節ではないものはどれか？
    ① 肩関節
    ② 手根間関節
    ③ 股関節
    ④ 距腿関節

解説
①肩関節は球関節で運動自由度は3。②手根間関節は平面関節で，多軸性関節の1種である。③股関節は臼状関節で運動自由度は3。④距腿関節はらせん関節に分類され，運動自由度は1度で足関節の底・背屈運動を行う。
よって正解は④。

2. 次のうち，多軸性関節はどれか？
    ① 車軸関節
    ② 顆状関節
    ③ 平面関節
    ④ 蝶番関節

①車軸関節は1軸性，②顆状関節は2軸性，④蝶番関節は1軸性。
正解は③。

## 第2章　力学のキホン
### 1．ベクトル
1．次のベクトルを合成してみよう。

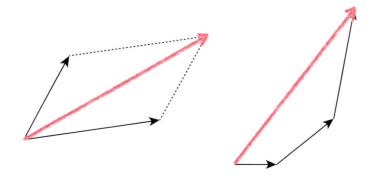

2．次のベクトルを分解してみよう。

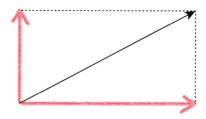

### 2．ベクトルを体に応用してみよう
線分を骨，線分の交わる部分を関節，ベクトル$\vec{F}$を筋力だと考えて，このベクトルを分解してみよう。

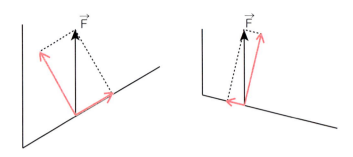

## 3. 力のつりあい

1. 次の状態で力がつりあうようなベクトルを書き入れてみよう。

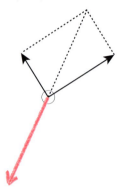

2. 筋収縮に関する解説で正しい組み合わせはどれか？
   a. 机上のコップを口に運ぶとき，上腕二頭筋は等尺性収縮をする。
   b. 立位から椅子に座るとき，大腿二頭筋は求心性収縮をする。
   c. 握りこぶしを保持した状態では，手指の屈筋群は静止性収縮をする。
   d. 腕立て伏せの下方への運動では，上腕三頭筋は遠心性収縮をする。
   ① aとb　　② aとd　　③ bとc　　④ cとd

解説
aは求心性収縮。
bは遠心性収縮。

c，dはそのとおり。
よって正解は④。

## 4．モーメント
次のモーメントの大きさを求めてみよう。

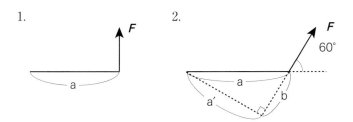

解説
1. モーメントアームの長さがa，力$F$はアームに垂直にかかるので
   $$M = a \times F$$
2. 線分aと点線a´でできる三角形は1つの角が60°の直角三角形なので
   $$a´ = \frac{\sqrt{3}}{2} a$$
   モーメントはa´×$F$となるので
   $$M = \frac{\sqrt{3}}{2} aF$$

## 5．てこ
1. 図のようにうつぶせの状態で垂らした右前腕を水平位に持ち上げるとき，上腕三頭筋のてこの種類はどれか？

解説
肘関節は図のようになる。

支点が真ん中にあるてこなので第1種のてこ。

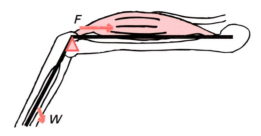

2. 前図の状態でつりあっているとき，上腕二頭筋の力 $F$ はいくつになるか？

ただし，荷重点 c にかかる重さ $R$ は 2.4 kgw，支点 a から力点 b までの距離と，力点 b から荷重点 c までの距離の比は，2：13 とする。

解説
ab : ac = 2 : (2 + 13)
　　　　= 2 : 15
ab × $F$ = ac × $R$

$2 \times F = 15 \times R \rightarrow F = 15 \times \dfrac{R}{2}$

$= 15 \times \dfrac{2.4 \text{ kgw}}{2}$

= 18.0 kgw

## 6. 変位と速度と加速度

1. 平均速度 15 m/sec で動く車の平均時速を求めてみよう。

解説
分速は

$\dfrac{15 \text{ m}}{1 \text{ sec}} = \dfrac{15 \text{ m} \times 60}{60 \text{ sec (min)}}$

$= 900$ m/min

時速は

$$\frac{900 \text{ m}}{1 \text{ min}} = \frac{900 \text{ m} \times 60}{60 \text{ min (h)}}$$

$= 54{,}000$ m/h

$= 54$ km/h

15 m/sec $= 900$ m/min $= 54{,}000$ m/h $= 54$ km/h
よって平均時速は 54 km/h。

2. 崖から石が初速 0 m/sec で落ち始めました。1 秒後, 2 秒後, 3 秒後の落下速度とそのときの落下距離 x を求めてみよう。ただし重力加速度は 9.8 m/sec$^2$ とする。

解説
落下速度 $v =$ 加速度 $g \times$ 時間 $t$
落下距離 $x = \dfrac{1}{2} \times$ 加速度 $g \times$ 時間 $t^2$　であるから

〈1 秒後〉落下速度 $v = 9.8$ (m/sec$^2$) $\times 1$ (sec)
　　　　　　　　　$= 9.8$ (m/sec)
　　　　落下距離 $x = \dfrac{1}{2} \times 9.8 \times 1^2$
　　　　　　　　　$= 4.9$ (m)
〈2 秒後〉落下速度 $v = 9.8$ (m/sec$^2$) $\times 2$ (sec)
　　　　　　　　　$= 19.6$ (m/sec)
　　　　落下距離 $x = \dfrac{1}{2} \times 9.8 \times 2^2$
　　　　　　　　　$= 19.6$ (m/sec)
〈3 秒後〉落下速度 $v = 9.8$ (m/sec$^2$) $\times 3$ (sec)
　　　　　　　　　$= 29.4$ (m/sec)

$$落下距離\ x = \frac{1}{2} \times 9.8 \times 3^2$$
$$= 44.1 \,(\text{m/sec})$$

| 時間 $t$(sec) | 0 | 1 | 2 | 3 |
|---|---|---|---|---|
| 落下速度 $v$(m/sec) | 0 | 9.8 | 19.6 | 29.4 |
| 落下距離 $x$(m) | 0 | 4.9 | 19.6 | 44.1 |

7. 仕事量と仕事率

1. 以下の説明で，正しいのはどれか？
   ① 力は，質量と速度との積である。
   ② 仕事は，力と距離との積である。
   ③ ジュールは，力の単位である。
   ④ ワットは，仕事の単位である。
   ⑤ ニュートンは，仕事率の単位である。

解説
① 力は質量と<u>加速度</u>との積
③ ジュールは<u>仕事</u>の単位
④ ワットは<u>仕事率</u>の単位
⑤ ニュートンは<u>力</u>の単位
よって<u>正解は②</u>。

2. 質量1 kgの物を10 Nの力で水平に1 m動かしたときにする仕事量はいくつになるか，考えよう。また，このときに4秒かかったとすると，仕事率はいくつになるか，考えよう。

解説
仕事量 $W = $ 力 $F \times$ 距離 $s$
$W = 10\,(\text{N}) \times 1\,(\text{m}) = 10\,(\text{Nm})$

$$\text{仕事率 } P = \frac{\text{仕事量 } W}{\text{時間 } t} = \frac{10\,(\text{Nm})}{4\,\text{sec}} = 2.5\,(\text{Nm/sec})$$

よって**仕事量 10 Nm**。**仕事率は 2.5 Nm/sec**。

## 8. 運動の法則

加速度の法則として，誤っているのはどれか？

①　物体の運動を保ち続ける。
②　物体の質量に反比例する。
③　力の大きさに正比例する。
④　力の働く方向と同一方向に働く。

解説
①は，慣性の法則。
よって**正解は①**。

## 9. エネルギー

質量 1,000 t の水を発電機の位置より 10 m 高いダムに貯水したとき，このダムのもっている位置エネルギーはいくらか？
重力加速度は 9.8 m/sec² とする。

解説
1 t = 1,000 kg なので，
1,000 t = 1,000 × 1,000 = 1,000,000 kg
位置エネルギー $E_p = mgh$ だから，
1,000,000 kg × 9.8 m/sec² × 10 m = 98,000,000 ジュール
$10^6$ kg × 9.8 m/sec² × 10 m = **$9.8 \times 10^7$ ジュール**

## 10. 質量と重量と重心

A4 サイズの紙の重心を求めてみよう（ちなみに本書は A5 サイズ）。

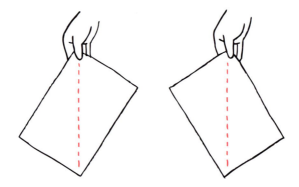

## 11. 床反力と歩行

健常成人の歩行時の床反力の垂直分力（片側）を図に示す。
床反力を計測している側の筋のうち，Aの時点で収縮力が増加するのはどれか？

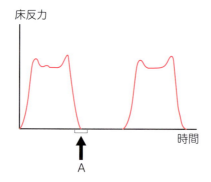

① 大殿筋
② 中殿筋
③ 大腿二頭筋
④ 前脛骨筋
⑤ 腓腹筋

解説
遊脚相に移行するところなので，つま先を上げるために前脛骨筋が働きだす。よって正解は④。

### 参考文献

1) 中野正博：看護・医療技術者のためのたのしい物理．日本理工出版会，1990
2) 伊藤　元，高橋正明(編)：標準理学療法学・作業療法学専門基礎分野　運動学．医学書院，2012
3) 中村隆一，齋藤　宏，長崎　浩：基礎運動学第6版補訂．医歯薬出版，2003
4) 齋藤　宏，鴨下　博：運動学改訂第3版．医歯薬出版，2012

# 索引

## 数字

1軸性関節　38
2軸性関節　40
3次元　18

## 欧文

α運動ニューロン　9
concentric contraction　5
eccentric contraction　5
isometric contraction　6
isotonic contraction　6
phasic contraction　6
pronation　31
static contraction　5
supination　31
tonic contraction　6
velocity　79

## 和文

### あ行

鞍関節　41
位置エネルギー　104, 107
引力　110, 111
内返し　33
運動エネルギー　103, 107
運動器　2
運動軸　21, 25
運動自由度　23
運動神経　9
運動単位　14
運動の第1法則　98
運動の第2法則　99
運動の第3法則　100
運動プログラム　11
運動面　25
エネルギー　103
遠心性収縮　5, 6, 60

### か

回外　31
外旋　30
外転　29
回転能　65
回内　31
解剖学的立位姿勢　27
顆状関節　40
加速　84
加速度　81, 82, 91
　　——の法則　99
感覚神経　9
慣性　98
　　——の法則　98
関節　2, 37
関節運動の分解　57
関節軟骨　37, 38
関節包　37, 38

### き

起始部，筋の　2
基本矢状面　20
基本水平面　20
基本前額面　20
基本的立位姿勢　27
球関節　42
臼状関節　42
求心性収縮　5, 6, 60
距離　82
筋　2
筋原線維　3
筋線維　3
緊張性収縮　6
筋フィラメント　3

### く・け・こ

屈曲　28
減速　84

### か

効果器　9
後屈　28
合成，ベクトル量の　50
後方挙上　28
合力　59

### さ

作用　101
作用線　59
作用点　69
作用・反作用の法則　100
三角形法　53

### し

ジェットコースター　107
時間　79
時刻　79
仕事率　95
仕事量　94
矢状面　20
持続性収縮　6
質量　109
質量中心　59, 112
支点　69
車軸関節　40
尺屈　29
重心（点）　59, 112
重量　110
重力加速度　85
ジュール　94
瞬間速度　80
掌屈　28
神経支配比　15
靱帯　38
伸展　28

### す

随意運動　10
垂直軸　21
垂直分力　115, 116
水平矢状軸　21
水平前額軸　21
水平面　20

### せ・そ

静止性収縮　5, 6
脊髄前角細胞　14
積分　83, 88, 91
前額面　20
前屈　28
前後分力　115, 117
前方挙上　28
相動性収縮　6
速度　79, 82, 91
側方分力　115, 117
外返し　33

### た

第1のてこ　69, 70
第2のてこ　69, 71
第3のてこ　69, 72
楕円関節　40
多角形法　53
多軸性関節　25, 42
単位時間　80

### ち・て

中枢神経系　9
蝶番関節　38
底屈　28
停止部，筋の　2
てこ　69
電気エネルギー　107
天秤　63

### と

等加速度運動　85
橈屈　28
等尺性収縮　6
等速　84
等速直線運動　98
等速度運動　84
等張性収縮　6

## な行

内旋　30
内転　29
脳　9

## は行

背屈　28
半関節　44
反作用　101
反力　114
左回り　66
微分積分　91
フィラメント滑走説　4
分解，関節運動の　57
分解，ベクトル量の　53
ぶん回し運動　23, 34
平均速度　80
平行四辺形法　52
平面関節　43
ベクトル　48
ベクトル量　48, 77

―― の合成　50
―― の分解　53
変位　77
変位量　91
骨　2

## ま行

末梢神経　9
右回り　66
モーメント　65

## ゆ

床反力　114

## ら行

らせん関節　39
力学的エネルギー保存の法則　105
力点　69

## わ行

ワット　95